Adiós a los kilos de más

La dieta ideal para las mujeres de hoy

ALBERTO CORMILLOT

Adiós a los kilos de más

La dieta ideal para las mujeres de hoy

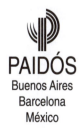

PAIDÓS
Buenos Aires
Barcelona
México

Diseño de cubierta: Departamento de Arte de Editorial Planeta

Edición: Marcela Luza

Alberto Cormillot
  Adiós a los kilos de más: la dieta ideal para mujeres de hoy.- 1ª
ed.- Buenos Aires: Paidós, 2011.
  184 p.; 22x15 cm.

  ISBN 978-950-12-4890-6

  1. Nutrición. 2. Dieta. I. Título.
  CDD 613.2

1ª edición, 2011

Reservados todos los derechos. Queda rigurosamente prohibida, sin la autorización escrita de los titulares del *copyright*, bajo las sanciones establecidas en las leyes, la reproducción parcial o total de esta obra por cualquier medio o procedimiento, incluidos la reprografía y el tratamiento informático.

© 2011, Alberto E. J. Cormillot

© 2011 de todas las ediciones en castellano,
  Editorial Paidós SAICF
  Publicado bajo su sello Paidós®
  Independencia 1682/1686, Buenos Aires
  E-mail: difusion@areapaidos.com.ar
  www.paidosargentina.com.ar

Queda hecho el depósito que previene la Ley 11.723
Impreso en la Argentina – *Printed in Argentina*

Impreso en Pinter,
Diógenes Taborda 48/50, Ciudad Autónoma de Buenos Aires,
en octubre de 2011.

Tirada: 11.000 ejemplares

ISBN 978-950-12-4890-6

Índice

Agradecimientos 11

Prólogo 13

Capítulo 1. Por qué se produce el aumento de peso 15
    Introducción 17
    ¿Por qué engordamos? 17
    Factores genéticos y metabólicos 18
    Factores desencadenantes 21
    Otros factores desencadenantes 25
    Factores que inciden en el mantenimiento del sobrepeso 26
    Aspectos psicológicos 26
    Malos tratamientos 26
    Circuitos biológicos. Neuroplasticidad 26
    La fantasía de las soluciones mágicas 31

**Capítulo 2. Por qué adelgazar. Cuestiones de salud
y peso adecuado** 35
    ¿Cuál es realmente su sobrepeso? 37
    Peso ideal 37
    Peso posible 40
    Peso saludable 41
    Peso confortable 41
    Índice de masa corporal (IMC) 42
    Complicaciones más comunes debido al sobrepeso
    y enfermedades más frecuentes 46
    Otros indicadores de riesgo 47

Capítulo 3. Cambio de hábitos. Ideas y estrategias para encarar el cambio 49

- Cómo empezar 51
- Aceptar para cambiar 52
- Ideas y estrategias para el cambio 52
- Porcentajes de descenso de peso 60
- La pausa para continuar 61
- Compromiso para adelgazar 63

Capítulo 4. Sistema C. El plan nutricional que usted necesita 67

- Introducción 69
- Componentes del Sistema C 69
- Alimentos y créditos 83
- El Rombo de los Nutrientes 83

Capítulo 5. La Casa de la Nutrición. Pasos para una sana alimentación 85

- Parte principal de la Casa 89
- Nivel superior de la Casa 96
- Chimenea de la Casa 102
- Base de la Casa 103
- Otros elementos que integran la Casa 103
- El Árbol de la Salud 104
- El Trébol de los Condimentos 105

Capítulo 6. El Plato de la Alimentación. Adelgace comiendo 107

- Distribución de las comidas 109
- Volumen 110
- Calidad (composición) 111
- Porción 113
- Maneras de comer 114

Capítulo 7. Puesta en práctica de los créditos/calorías 117

- Programa para adelgazar 119
- Créditos diarios 120
- Días tipo 121
- Créditos "extra" semanales 123
- Dietas semanales 127
- Bebidas alcohólicas 134

Situaciones especiales 134
    La comida fuera de casa 135
    El asado 136
    La picada 137
    Las fiestas de fin de año 138
    Las vacaciones 140

Capítulo 8. El movimiento 141
    Por qué debemos hacer actividad física 143
    Movimiento consciente: mente-cuerpo 144
    Estrategias para combatir el sedentarismo 145
    Cómo alcanzar los objetivos 146
    Ejercicios que usted puede realizar 147
    Algunos beneficios de la actividad física 148
    Qué hacer antes de comenzar con una actividad física 150

Capítulo 9. Evaluación de los resultados 151
    La balanza 153
    La curva de peso 153
    Registro de comidas y movimiento 156
    Objetivos semanales 159
    Manejo de las dificultades 160
    Acerca del mantenimiento 160

Capítulo 10. Tablas de créditos/calorías 161
    Tabla de alimentos y bebidas 163
    Tabla de preparaciones 178

Bibliografía 179

Agradecimientos

En este espacio quiero agradecer a todas las personas que trabajan para que este libro llegue a ustedes.

A Emilce Paz, por su renovada confianza en mi trabajo. Paidós es la editorial en la que publiqué mi primer libro hace cuarenta años. También, por allanar todos los obstáculos.
A Marcela Luza, por su persistente dedicación editorial que nos ayudó a concretarlo.
A Federico Rubi, responsable de la coordinación del proceso, por su dedicación.
A Raquel Varrotti, que a pesar de que es el primer libro en el que trabaja conmigo, me ayudó a que los conceptos científicos se conviertan en temas de divulgación, aportando claridad, prolijidad y síntesis.
A Ana María Mirleni, una amiga más que querida de muchos años y gran colaboradora, directora de Publicaciones Cormillot.
A Mirta Laura Morano, mi mano derecha en todos los proyectos que emprendo, guía y organizadora eficiente e indispensable.

Dedicado a Emita:
que tiene la belleza de su madre,
la simpatía de sus hermanas,
la… de la abuela,
le gusta la música como al abuelo y…
¡es un diablo como el padre!

Prólogo

Aunque no nos conocemos personalmente sabemos mucho el uno del otro. Hace años que comentan entre las amigas tal o cual consejo que me escucharon decir en la radio. Han leído alguno de mis libros anteriores o me han visto por la televisión ayudando a bajar de peso a personas con sobrepeso. Y aunque no nos conozcamos personalmente, sé muy bien lo que le pasa. Lleva años tratando de bajar cinco, diez, quince kilos. Ha probado todas las dietas que le recomiendan las revistas, lee permanentemente los consejos nutricionales que salen en los diarios y hasta ha adoptado muchos a lo largo de estos años, sin embargo, sigue sin lograr su cometido. No puede deshacerse de esos kilos de más con los que convive. También intentó varias veces anotarse en el gimnasio de su barrio pero por hache o por be siempre deja. Es la clásica yo yo que sube baja, sube baja… pero no logra permanecer en el peso que desea o le corresponde. Siempre encuentra una explicación o una excusa, las reuniones sociales, la falta de tiempo para cocinar o para hacer ejercicios, la familia numerosa que come distinta comida, el hecho de ser *single* y la dificultad para comprar cantidades reducidas… Cualquier excusa es válida para justificar lo que no ha podido hacer. Llegar a su peso y quedarse en él.
¿Llegó LA HORA? Tal vez sí, tal vez llegó el momento de poner punto final a esta situación.
Parece difícil, pero si piensa en el bienestar que va a sentir cuando esos kilos no molesten no solo a la estética sino también a las cuestiones relacionadas con la salud y con la calidad de vida, emprender la tarea de bajarlos se va a convertir en un desafío más que interesante.
Por lo tanto, usted va a lograr un peso acorde siempre y cuando mantenga:

- La decisión personal de bajar de peso, y mantenerlo.
- La continuidad en el tratamiento.
- La ayuda de otras personas.

Tomar conciencia de que *cambiar de hábitos es un proceso continuo que si se abandona no* la ayudará a que su decisión de bajar y no volver a recuperar esos kilos de más sea más fácil.

Por eso, decidir *qué* quiere hacer; decidir *cómo* quiere hacerlo, y aprender cómo hacerlo a través de *nuevas* habilidades y llevarlas a la práctica generará en usted un cambio cuya profundidad dependerá de cada necesidad, de cada deseo, de cada expectativa y de cada esfuerzo que usted establezca para que los logros sean duraderos y no una corta etapa de beneficios pasajeros.

Este libro la guiará, de la mano de la experiencia de un equipo de profesionales, hasta ese peso que usted está buscando, explicándole paso a paso y de modo sencillo cuestiones como:

- Por qué aumentamos de peso.
- Por qué comemos más.
- Por qué nos movemos menos.
- Por qué es conveniente adelgazar.
- Qué comer.
- Cómo comer.
- Cuánto movernos.
- Cómo manejar las cuestiones emocionales.
- Cómo comprometerse para mantener el peso alcanzado.
- Cómo romper el ciclo y no volver a engordar.
- Cómo pedir ayuda y usarla.

Entre otras propuestas posibles de llevar adelante.

Es mi deseo más profundo que la experiencia recogida a lo largo de mis años de estudio y trabajo profesional le sean de utilidad para lograr el descenso de peso que está buscando desde hace tanto tiempo y que, déjenme decirles, generará cambios sustanciales que les depararán una vida más fructífera y una salud más fuerte.

1
Por qué se produce el aumento de peso

- Cómo reconocer lo que les pasa a las mujeres
- Maneras de comer que producen sobrepeso
- Factores ambientales, actitudes
- Factores desencadenantes y conductas
- Cuestiones emocionales
- No como y engordo
- Circuitos biológicos. Neuroplasticidad

Por qué se produce el aumento de peso

Introducción

Como bien supone, el sobrepeso no tiene una sola causa y adelgazar no es un simple trámite del que luego podamos olvidarnos y pasar a otra cosa. Porque si usted cree que el sobrepeso es algo transitorio y que luego que baje esos kilos de más, y después de un tiempo de mantenimiento, podrá volver a comer como antes, lamentablemente se está equivocando. Ese es un error que muchas mujeres cometen, y huelga decirlo, también nosotros los hombres.
Hay un sinfín de elementos que nos llevan a comer más de lo que el organismo necesita para estar saludable. Y a pesar de que vivimos en una época donde "corremos" todo el tiempo, en realidad nos movemos menos, comemos más y no le damos tregua a nuestras emociones.
Todos estos elementos se unen para que usted tenga más kilos que los que su contextura física requiere, entonces comienza a desesperarse por bajar de peso, y es cuando comienza la búsqueda de soluciones mágicas y recurre a las dietas milagrosas, o empieza a convencerse de que a pesar de que no come, engorda.
¿Por qué hacemos esto? Porque estamos inmersos en un ambiente tóxico que nos lleva a desarrollar conductas perjudiciales para nuestro bienestar.
Además, usted puede tener problemas con sus circuitos biológicos, esos circuitos cerebrales contra los que puede luchar y muchas veces ganar la pulseada. El aumento de peso, entonces, es de naturaleza compleja porque combina factores genéticos y metabólicos, ambientales, actitudinales y desencadenantes. Veamos algunas de estas cuestiones para entender cómo dejarlas de lado.

¿Por qué engordamos?

Es importante que usted sepa que el incremento de peso se produce cuando las células del tejido adiposo (grasa) aumentan en tamaño y/o número. Este aumento es producto de un desequilibrio entre el consumo de calorías y el gasto de energía durante un tiempo prolongado.

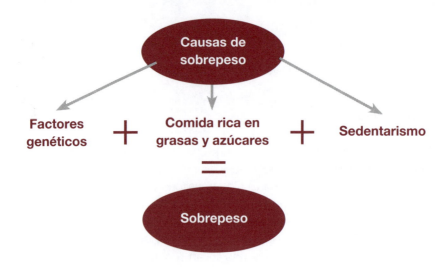

Factores genéticos y metabólicos

Se trata de aquellos elementos que participan en la asimilación, almacenamiento y uso de la energía proveniente de los nutrientes que brindan los alimentos.
Entre ellos podemos nombrar los cambios hormonales y de sustancias que regulan el apetito, el metabolismo y el movimiento.
Todos nacemos con un determinado *peso que el cuerpo está fisiológicamente preparado para defender* y que se conoce como *Set Point o punto de regulación*. Este *Set Point* está a su vez regulado por el *adipostato*, que es el encargado de mantener en el tiempo el peso alcanzado una vez finalizada la etapa de desarrollo. Ese *sistema perfecto* tiene un punto de equilibrio diferente cuando se engorda. Una vez que el *peso máximo* queda definido no se engordará más, ya que a través del *Set Point* el cuerpo tratará de mantenerlo, es decir, hará lo imposible por *mantenerse en ese peso*. Es importante aclarar que nunca se sabe cuándo se llega al peso máximo.
¡Pero atención!
El *Set Point* puede ser modificado en parte, cuando la manera de alimentarse y moverse se cambia de modo fundamental, *haciendo posible que el cuerpo responda y defienda un peso más bajo*.

Por lo tanto, la clave es la repetición consciente y perseverante de los hábitos saludables.

Cómo favorecer un *Set Point* o punto de regulación relativamente alto

- Ingiriendo alimentos ricos en grasas, harinas y azúcares.
- Sedentarismo.

Cómo colaborar con el descenso del *Set Point* o punto de regulación

- Aumentado la ingesta de frutas, frutas secas, hortalizas, cereales integrales, lácteos descremados y pescado.
- Reduciendo las grasas y los hidratos de carbono de absorción rápida (que veremos con más detalle en el capítulo 4).
- Haciendo ejercicios aeróbicos diariamente, como caminar. También ayudan la sobrecarga, el stretching, el movimiento en la vida diaria.

Factores ambientales, actitudes y conductas

Veamos algunos de estos factores que influyen en su manera de comer.

Variedad y oportunidad de alimentos ricos en grasas y azúcares refinados
Hoy la industria alimentaria ofrece una variedad infinita de alimentos del tipo que usted desee y que está al alcance de su mano en cualquier momento y lugar.

Influencia de la publicidad y el marketing
Muchos de los productos que se ofrecen en atractivos envases y que se divulgan mediante grandes campañas masivas suelen tener muchas calorías y escasos nutrientes que su organismo necesita para estar saludable. La publicidad estimula áreas de su cerebro que le hacen desear consumir esos productos, y la facilidad con que puede comprarlos, porque siempre están al alcance de la mano, hace que los consumamos en forma desmedida.

Sedentarismo
El sedentarismo es sin duda otro de los grandes componentes del medio ambiente tóxico en el que usted vive. Hoy pocas mujeres optan por las cami-

natas o la bicicleta para trasladarse, o la práctica habitual de algún deporte. Las computadoras, la televisión e Internet la mantienen muchas horas sentada en su hogar, razón por la cual no gasta esa energía incorporada a través de los alimentos. Y si sale se sienta cómodamente a mirar una película en un cine o a tomar un café.

No es que no deba hacerlo, use la computadora, mire televisión y no se pierda el mundo que es Internet, pero no se olvide que estos hábitos la llevan a aumentar de peso, porque para muchas es más entretenido mirar televisión que realizar una caminata o entretenerse con Internet en lugar de practicar algún deporte en su tiempo libre.

Más adelante, en el capítulo 8, le explicaremos cómo la visión del movimiento ha cambiado completamente en los últimos años, tanto es así que incluso bajos niveles de actividad acumulados a lo largo del día pueden ser igualmente beneficiosos para su salud y su pérdida de peso. Esto abre un panorama de múltiples posibilidades que usted puede aprovechar en cualquier momento y lugar.

"No como y engordo"

No hay una explicación científica para esta afirmación tan clásica, pero lo cierto es que no es verdad que usted no coma, lo hace sin darse cuenta.

Muchas veces descuida su alimentación por el apuro, el estrés y "las corridas": se saltea comidas, no desayuna, no almuerza o no cena. Come algo comprado en el kiosco o parada en una barra consume comidas poco nutritivas.

Es cierto que a veces llega cansada a casa y es más fácil llamar por teléfono para que le traigan la comida lista para consumir. Por lo tanto, usted también come más comida comprada al *delivery* y en los locales de comidas rápidas, en detrimento de las comidas caseras, sin tener en cuenta que estos alimentos procesados fuera de casa tienen porciones más grandes y más grasas, azúcar y sal que lo que usted necesita consumir.

> Hoy se sabe que la carga genética puede verse atenuada o agravada por la conducta alimentaria y de movimiento de cada uno, principalmente cuando las personas están expuestas a variables que influyen sobre la comida y el estilo de vida.
> Pero la manera de alimentarse y los movimientos son cuestiones que usted puede modificar, y aquí interviene su capacidad y su deseo de llevar adelante la meta de bajar de peso.

Por otro lado, tenga en cuenta que el sobrepeso favorece la disminución en sangre de las vitaminas A, D, E y C y de algunos minerales como zinc, hierro y selenio, lo que se convierte en un círculo vicioso porque estos faltantes pueden ser una causa del aumento de peso y además una consecuencia de este.

Entonces, cuando crea que no come pero igual engorda piense en las comidas que se salteó y reemplazó con un alfajor o un sándwich de miga; en las horas sentada mirando televisión o frente a la computadora; en las veces que pidió comida por teléfono; en las porciones más grandes que consumió porque "así vienen"; en las pocas frutas y verduras que está dispuesta a consumir porque le resulta más rico y más cómodo tomar un helado o acompañar la carne con unas papas fritas; en el agua que no toma para "no ir demasiado al baño". Todo estos elementos hacen que su peso no sea el que usted está buscando.

Factores desencadenantes

Los factores desencadenantes son hechos psicológicos, fisiológicos y sociales que pueden generar en usted estrés o tensiones que activen todo lo que está latente.

Factores psicológicos y emocionales. Sentimientos y pensamientos negativos

Existen diversas causas psicológicas y emocionales asociadas al sobrepeso, algunas lo disparan o agravan y otras nacen a partir de él. El estrés al que muchas veces estamos sometidos hace aparecer en las personas la enfermedad a la que tiene predisposición pero no la produce; por ejemplo, si usted tiene asma, este puede aparecer en los momentos de estrés.

Por eso, para encarar un plan de adelgazamiento exitoso usted no solo deberá prestar atención a la ingesta de alimentos y al ejercicio físico, sino también a los problemas emocionales, que pueden estar provocando que usted misma se comporte de un modo que la haga aumentar de peso.

Comer no tiene solo una función nutritiva, sino que posee una importantísima carga simbólica que puede llevar a muchas personas a excesos o a sufrir algún tipo de trastorno de la alimentación.

La comida se utiliza, en algunos casos para calmar estados emocionales displacenteros. Usted come para no pensar en situaciones que le producen dolor, angustia, enojo. Para olvidarse del trabajo, de una pelea con su pareja o con sus hijos. Al comer, usted se ubica en un lugar que no la conmociona y se olvida del malestar que algo le ocasiona para concentrarse en el placer que le da la comida. Si usted no rompe el ciclo, este se perpetúa.

Pero estos sentimientos de miedo, de tristeza, de enojo, son normales y hasta saludables cuando responden a una causa que los justifique.

Por eso los sentimientos negativos, como las excusas, son constantes en la etapa del pre tratamiento de una persona con sobrepeso. Este es el momento cuando aparece el *miedo al esfuerzo*, ya que todo programa dietético implica cierto esfuerzo al que usted teme, además del miedo a fracasar. Por eso, muchos recurren a pastillas o a ¡tratamientos sin dieta!

Además, iniciar un tratamiento realmente serio implica *aceptar la realidad* de que usted tiene algún grado de sobrepeso.

Si es de las que suele creer que todos los infortunios le suceden injusta y permanentemente, recuerde que esta actitud limita su capacidad de reflexionar y favorece pensamientos y conductas que pueden alterar su salud física y mental, o poner piedras en el camino a cualquier intento por hacer cambios positivos y que perduren.

Lo que produce consecuencias en la conducta, en las emociones y en el razonamiento es su *sistema de creencias*, o sea, la valoración que usted hace de cada hecho.

Cada acontecimiento de la vida es valorado según "metas personales", que a su vez pueden ser encaradas de modo:

Irracional. Cuando genera un "procesamiento absolutista de la información", lo que produce consecuencias psicológicas que pueden favorecer los trastornos. En este caso, casi todas las creencias son irracionales, y se caracterizan por perseguir una meta personal exigente, absolutista e inflexible: "Debe" ser así. Es "todo o nada". Por ejemplo: "No puedo soportarlo, no puedo experimentar ningún malestar nunca". "Hago toda la dieta o no la hago". "Camino una hora o nada". "Todos deberían ayudarme".

Racional. A través de un "procesamiento preferencial de la información", se generan consecuencias emocionales saludables. Esto permite un pensamiento más flexible y tiene en cuenta la capacidad de las personas para cambiar lo que no les gusta o para mejorar: "Prefiero" que sea así.

El perfil de salud variará según sea el "procesamiento de la información". Si predominan las creencias irracionales, favorecerá el desarrollo de diferentes patologías que son barreras que impiden los cambios positivos.

El camino hacia creencias saludables (y racionales)

La terapia racional emotivo-conductual (TREC)
La terapia racional emotivo-conductual, creada por Albert Ellis, es una teoría psicológica que sostiene que los acontecimientos activadores (A) se entremezclan con creencias irracionales previas que se tienen sobre ese hecho (B, del inglés *beliefs* [creencias]), contribuyendo al desarrollo de perturbaciones emocionales y de la conducta u otras consecuencias sobre la salud (C).
Veremos algunas situaciones que pueden generar emociones y/o conductas negativas y poco saludables, que irán acompañadas por pautas para evaluarlas y la forma práctica de enfrentarlas.

A. Adversidades, situaciones o hechos perturbadores
Cada situación interna o externa, real o imaginaria, del pasado, presente o futuro, genera consecuencias (C) en sus pensamientos, por ejemplo:
Experiencia activadora: lleva dos semanas de tratamiento para adelgazar, y cuando se pesa ve que aumentó 400 gramos.

B. Creencias irracionales
De acuerdo con el ejemplo anterior, usted puede identificar sus creencias irracionales si presta atención a la presencia de:

Demandas dogmáticas: *incluye los debo y los debería, los pensamientos absolutos blanco o negro: "Si no bajé ahora dejo la dieta".*
Tremendismo: *"Es terrible, espantoso. Nunca podré bajar de peso".*
Baja tolerancia a la frustración: *"No puedo soportarlo. Todo me pasa a mí".*
Enjuiciamiento (a usted misma y a los demás): *"No sirvo para hacer dieta". "Esta dieta es mala".*

C. Consecuencias
Como producto de esas creencias irracionales comienza a tener:

Emociones negativas no saludables: ansiedad, depresión, frustración, vergüenza, dolor, celos, culpa.
Pensamientos y/o conductas autoderrotistas que le impiden alcanzar sus metas o terminar con situaciones que le generan tensión.

D. Intervención de ideas racionales

Para pensar más racionalmente y llegar a sus metas intente:

Descubrir sus preferencias de manera no dogmática: tenga en cuenta sus deseos, necesidades y anhelos como: *"Quiero verme y sentirme mejor"*.

Evaluar el grado del problema: *"No me gusta, pero puedo soportarlo"*, por ejemplo.

Evitar las generalizaciones: todos somos seres humanos y por lo tanto podemos equivocarnos. Puede servir que usted se detenga un momento ante la primera emoción negativa y reflexione:

- ¿Dónde se sostiene esta creencia en mí?
- ¿Me ayuda o es autodestructiva?
- ¿Dónde está la evidencia que respalda mi creencia? ¿Es coherente con la realidad?
- ¿Es lógica mi creencia?
- ¿Es tan terrible como creo que podría ser?
- ¿Realmente no puedo soportarlo?
- ¿Dónde está la evidencia de que aumenté de peso porque no sirvo para hacer dieta o porque nunca podré adelgazar?
- ¿Por qué no puede pasarme esto a mí?

E. Nuevas consecuencias o efectos emocionales

Al identificar los aspectos anteriores, usted podrá sentir emociones que le permitan exteriorizar naturalmente sensaciones normales como disgusto, preocupación, enojo, tristeza, arrepentimiento, frustración.

Por ejemplo: *"Me molesta haber aumentado de peso, pero no es tan terrible o intolerable"*.

Esto es muy importante para usted ya que las emociones positivas permiten:

La aceptación: reconocer los aciertos y aceptar la responsabilidad de fortalecerlos y/o de corregir lo que sea necesario.

La expresión sana de la preocupación: además, al identificar sus creencias irracionales y reemplazarlas por las racionales, usted podrá modificar los acontecimientos con reacciones positivas como la *resolución* para hacer los cambios necesarios o pedir ayuda.

La profundización de la planificación: si usted logra cultivar sus creencias racionales, podrá darle continuidad a sus esfuerzos y aprenderá a corregir el rumbo de su acción cuando sea necesario.

Otros factores desencadenantes

Otros factores desencadenantes en las mujeres son:

Fisiológicos

- La menarca (primera menstruación).
- La menopausia.
- Los embarazos.
- Las enfermedades.
- Las intervenciones quirúrgicas.

Otros

- *Dejar de fumar* puede generar la aparición de algunos kilos al eliminar el tóxico presente en el tabaco que produce cambios en el metabolismo y el apetito. ¡Pero ojo!, si usted comienza a fumar no adelgaza.
- *Dormir poco*. Recientes investigaciones han probado que la falta de sueño altera los niveles de las hormonas leptina –supresora del apetito– y grelina –precursora de la sensación de hambre–, generando sobrepeso.
- *Medicamentos*. Algunos medicamentos tienen como efecto secundario el aumento de peso. Entre ellos:

  - Psicofármacos como el litio y algunos antidepresivos, estabilizantes y anticonvulsivantes.
  - Corticoides.
  - Hormonas sexuales.
  - Antihipertensivos.
  - Antimigrañosos.
  - Antirretrovirales (para el HIV).
  - Tamoxifeno (se usa para el tratamiento del cáncer de mama y otros tipos de cáncer).
  - Hipoglucemiantes e insulina (se usa para el tratamiento de la diabetes).

Factores que inciden en el mantenimiento del sobrepeso

Una vez que esos kilos de más se han instalado en la mujer, hay otros factores que colaboran con su mantenimiento.

Aspectos psicológicos

- *Comer emocional.* Cuando las mujeres utilizan la comida para escapar de estados displacenteros como una salida aparentemente rápida a sus problemas emocionales.
- *Negación.* Las creencias irracionales que analizamos más arriba son la base de la la negación de la obesidad. Este tipo de pensamientos se combina con las excusas y las cuestiones emocionales, y genera el mantenimiento del exceso de peso a largo plazo, y muchas veces de por vida.
- *Adaptación al sobrepeso.* Esos kilos de más se convierten en una espiral de la que a las mujeres les resulta difícil salir. Se produce un acostumbramiento a los kilos que sobran y se acomoda en la incomodidad.

Malos tratamientos

- Si se trató con dietas restrictivas, anfetaminas u otras drogas parecidas, se puede producir un efecto rebote.
  Se diferencia del reengorde que sucede cuando se abandona un plan racional.

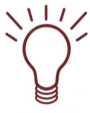

Se estima que en nuestro país el 53 % (de los habitantes (más de 20.000.000 de personas) Tienen algún grado de sobrepeso.

Circuitos biológicos. Neuroplasticidad

Eliminar el sobrepeso es un camino por etapas en el que adelgazar no suele representar el verdadero desafío. El desafío más grande es cambiar mentalmente.

¡Pero alégrese!, usted tiene la posibilidad de hacer cambios en los circuitos cerebrales. La repetición consciente y perseverante de los hábitos saludables es la clave para crear fuertes conexiones neurológicas nuevas para que usted pueda mantener un peso estable y sano para su organismo.

Le repito, la clave es la perseverancia.

Veamos algo más sobre la neouroplasticidad.

El cerebro contiene un 75% de agua (elemento indispensable que posibilita la transmisión de los impulsos eléctricos). Su parte sólida está compuesta por la *sustancia blanca* y la *materia gris*.

La sustancia blanca está compuesta en su mayor parte por células que cumplen una función de soporte del cerebro y posibilitan las conexiones neuronales.

La materia gris alberga la mayor cantidad de células nerviosas, las *neuronas*, que poseen la más alta sensibilidad y especialización de todas las células de los sistemas vivientes.

Las neuronas son el componente fundamental del sistema nervioso. Su compleja red de estructuras controla y coordina todas las funciones corporales. Procesan la información y se comunican entre sí enviándose mensajes de un lado a otro del cerebro mediante señales o impulsos electroquímicos denominados *neurotransmisores*.

Esta exclusiva *comunicación neuronal* es igual para todos los seres humanos, aunque la *organización en redes o patrones delinea la conducta individual y da a cada persona una determinada particularidad*.

Cómo es una célula nerviosa

Cada célula nerviosa tiene la apariencia de un árbol sin hojas.

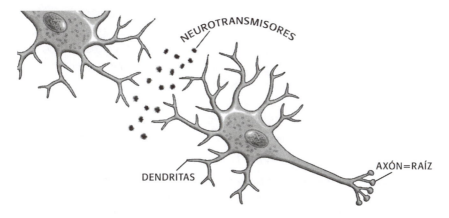

Imaginemos que en la copa del árbol se encuentran las *dendritas* (ramas) que terminan en pequeñas protuberancias que reciben toda la información, por lo que cumplen un papel primordial en el aprendizaje.

El tronco largo del árbol neuronal es una fibra denominada *axón* y es la comunicación entre la parte superior y el extremo inferior, donde se encuentran las *terminales del axón*, muy similares a las raíces del árbol.

Las neuronas se comunican mediante las terminales de los axones y las dendritas, y forman una especie de complejo sistema de cables. A través del axón viajan las señales electroquímicas, y las protuberancias dendríticas de cada neurona se envían y reciben mensajes mutuamente.

La conexión se produce sin la necesidad de que las neuronas se toquen entre sí. De hecho existe entre ellas un espacio infinitesimal conocido como *sinapsis*. O sea, cuando el impulso nervioso que produce un pensamiento viaja hasta el extremo del axón, se encuentra con minúsculas *bolsitas* que almacenan neurotransmisores, mensajeros químicos que pasan la información a través del espacio sináptico a otras células nerviosas y hacia otras partes del cuerpo para que la función originalmente impulsada a través de los axones se concrete.

Además, los neurotransmisores –dos de ellos son la *serotonina* y la *dopamina*– son responsables, entre otras cosas, de su estado de ánimo: del sentimiento de felicidad, de ansiedad o angustia, de la tristeza, la irritabilidad o la fatiga. Es decir, nuestros pensamientos son los que crean esa química cerebral a diario y de esa forma determinan cómo nos sentimos.

Pero por fortuna no somos prisioneros de esos circuitos que forman las conexiones neuronales.

Las neuronas tienen la facilidad para asociarse y conectarse con muchas neuronas diferentes, pero también pueden prender y apagar los impulsos instantáneamente. Esto es posible gracias a su neuroplasticidad, que es la capacidad natural del cerebro para crear nuevas conexiones y circuitos neuronales a cualquier edad.

NEUROPLASTICIDAD
Crear de manera *intencional* los resultados deseados mediante la *repetición*, ya que para modificar los *hábitos* se requiere de mucha *perseverancia*.

¿Cómo lograr nuevas conexiones neuronales?

La forma de lograrlo es cambiar conscientemente el foco de su atención para que la red de tejido neurológico que conforma su cerebro dispare nuevas combinaciones y secuencias.

Estos circuitos neuronales son la ayuda más poderosa que usted tiene para controlar su sobrepeso. Si logra armar nuevos circuitos sanos que respondan efectivamente a su objetivo de mantener un peso adecuado, la tarea estará completa. ¡Pero atención!, deberá mantener la guardia en alto porque los antiguos circuitos que la mantenían atada al sobrepeso estarán en su cabeza, al acecho, esperando para volver a activarse.

Por lo tanto, aproveche a su favor esa misma neuroplasticidad que la llevó a adaptarse al sobrepeso, y genere nuevos patrones de conducta.

¿Pero esto qué significa? Que justamente la posibilidad de crear circuitos neuronales determinados hizo que durante demasiado tiempo usted se sintiera cómoda –pese a sus reiteradas protestas– con los kilos que le sobran. Por eso es muy probable que le resulte difícil cambiar, ya que los circuitos del sobrepeso están arraigados y se activan en forma automática después de haber sido repetidos durante años, generando conexiones neuronales que se fortalecieron cada vez más.

Veamos otro ejemplo. Hacer cualquier tarea cotidiana, como bañarse por ejemplo, exige una perfecta organización casi "invisible": la ducha, el jabón, el cepillo, el shampoo, la toalla, el lugar donde cuelga la toalla, el peine, la alfombrita de la bañera y la del piso, el secador de pelo y todo el resto de cosas que utiliza según su preferencia o coquetería. Cada elemento está en un sitio previsible, cómodo, práctico, para ser usado en una secuencia que usted fue armando a lo largo del tiempo y que es raro que se altere, salvo que alguien le saque algo o usted no advierta a tiempo que se le terminó el champú crema de enjuague, lo que produce una pequeña conmoción. Algo no está, salió de su lugar real y mental en el que usted lo puso día tras día.

PENSAMIENTO POSITIVO

Voy a defender la meta del peso adecuado hasta lograrlo.

Ahora imagine que alguien le cambia de lugar todas las cosas del baño. Además del previsible malestar, es seguro que hará lo posible por poner nuevamente todo en "su" lugar.

Algo parecido es lo que pasa por la cabeza de una persona que debe cambiar sus hábitos. Los construyó pacientemente, con placer, adaptando el sentido de la vista, del olfato, del gusto, del tacto (piense en las consistencias, en lo crocante, en lo tierno). Adaptó el modo de comprar, de almacenar, de preparar, de servir, de compartir, de digerir e incluso de metabolizar. O sea, todo lo que rodea uno en los actos más significativos: comer.

Si a esta persona se le ofrece una dieta y se espera que la cumpla inmediatamente gracias al instantáneo poder de persuasión, simpatía o autoridad de quien la da, deberá hacer un ejercicio de humildad y darse cuenta de que está pecando de ingenuo.

Un programa de alimentación y movimiento debe estar acompañado por la construcción progresiva de reemplazo de esquemas mentales, ya que cada conexión de esa "bomba" armada inadvertidamente debe ser desactivada, como en las películas de suspenso, muy cuidadosamente. Y, al igual que en esas escenas, si uno se equivoca al cortar un cable, todo se acaba, explota la bomba o, en este caso, se vuelve a las conductas anteriores, con el consiguiente aumento de peso.

Entonces, es necesario desactivar viejos circuitos y generar redes de conexión neuronal nuevas. De esto se trata la reingeniería mental, de aprovechar la capacidad neuroplástica a su favor.

Pero esta tarea requiere de su atención consciente: desactivar el circuito viejo va a ser difícil porque siempre es más cómodo volver a los circuitos que le son familiares. Para lograrlo, su cerebro necesita de respuestas distintas, creativas y novedosas para las situaciones difíciles más frecuentes.

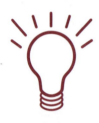

TENGA SIEMPRE PRESENTE QUE...
Cuanto más repita la acción más fuerte será la conexión neurológica y más fácil le resultará cambiar de hábitos.

Por ejemplo: si ante una tentación solía darse por vencida rápidamente, ahora puede levantarse de la mesa y caminar un poco; lavarse los dientes o llamar a una amiga por teléfono… Su cerebro reaccionará usando esas nuevas conexiones neuronales porque usted le mostró otra posibilidad.

A medida que siga haciéndolo, una y otra vez, repitiendo la misma estrategia, sus neuronas empezarán a conectarse entre sí creando un circuito neuronal nuevo cada vez más fuerte.

Cambiar no es cómodo, pero es posible. Salir de un hábito de pensamiento, acción, sensación, sentimiento, percepción o conducta es lo que permite ver el mundo y a uno mismo de manera diferente. Y lo bueno es que usted puede cambiar las conexiones del cerebro para siempre al practicar conductas que ayuden a instalar nuevos circuitos, haciendo que los patrones neurológicos funcionen de otro modo.

Esta es la esencia del cambio de hábitos: ensayar respuestas innovadoras que, a fuerza de la repetición voluntaria y consciente, después de un tiempo variable pasarán a ser respuestas naturales, nuevas, creativas.

Para lograrlo, primero deberá reconocer sus conductas más arraigadas, antiguas, y formalmente decidirse a reemplazarlas por esquemas nuevos. Su cerebro está dotado para absorber nueva información y luego almacenarla como una rutina, perseverancia mediante. De lo contrario, si no le ofrece nuevos desafíos, tiende a automatizar sus hábitos para luego repetirlos en forma permanente, hasta que alguna nueva experiencia despierte una conexión neuronal alternativa.

La otra clave es prestar atención a sus pensamientos. No olvide que producen una reacción bioquímica en el cerebro a partir de la cual este libera señales al cuerpo a través de los neurotransmisores.

Entonces, si su meta es disfrutar de un peso saludable, es imperioso atender cuáles son sus pensamientos y actitudes, dado que en ellos se encuentra el 90% del éxito de su recuperación. Esto se debe a que los pensamientos conscientes, repetidos lo suficientemente a menudo, se convierten en pensamientos inconscientes que, más tarde, se reproducirán automáticamente.

La fantasía de las soluciones mágicas

Por último, pero no por eso menos importante, repasemos por qué frente a la dificultad que usted tiene para bajar esos kilos de más intenta soluciones fáciles para doblegar el sobrepeso y se deja tentar por falsas salidas que prometen resultados inmediatos, la mayoría de las veces con un alto costo para la salud.

Esa necesidad que tienen muchas mujeres por obtener resultados rápidos y sin esfuerzos lleva a que abunden propuestas sin fundamento científico que lo único que les interesa es el objetivo económico.

Los tratamientos "mágicos" se pueden clasificar en productos "natuarales" y dietas de moda.

Productos "naturales"

Los más conocidos son preparados en los que se utilizan fórmulas en las que se incluyen desde raíces y hojas de plantas hasta potentes fármacos. No son "naturales", pero muchos de ellos se adquieren libremente en herboristerías y otros en farmacias. Entre ellos podemos citar:

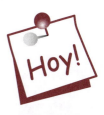

SOLO POR HOY
Voy a pensar en mi sobrepeso sin negarlo, y me voy a mirar honestamente al espejo de frente y de perfil.

- *Poderosos diuréticos y laxantes, tiroides, sedantes y anoréxígenos*
  En muchos casos estos elementos se consumen combinados. Una de las combinaciones más clásicas es laxante-diurético-estimulante-tranquilizante-tiroides, algo muy perjudicial que puede producirle alteraciones nerviosas, insomnio, depresión, complicaciones digestivas, alteracio-

nes metabólicas, circulatorias, taquicardia e hipertensión y disfunción de la glándula tiroides.

Por lo tanto, nunca, jamás, utilice estos elementos para bajar de peso. Le repito, solo se baja de peso cuando usted toma conciencia de que *cambiar de hábitos es un proceso continuo que no debe abandonar*, no hay ninguna solución "mágica" que hará que en pocos días usted pierda esos kilos que hace años están instalados en su cuerpo.

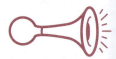

Las deficiencias nutricionales son uno de los males de estas dietas milagrosas.

Dietas de "moda"

La mayoría de estas dietas salvadoras, que no tienen ninguna base científica sobre las que sustentarse y que le prometen la solución rápida y sin ningún esfuerzo de su parte pueden conducir a desaliento, rebote y deficiencias nutricionales. Las más frecuentes y conocidas son:

- *Dietas basadas en la reducción total de hidratos de carbono*, que se sustituyen por grasas (como "La dieta del Dr. Atkins").
- *Dietas disociadas*. Este tipo de dieta permite que usted coma sin límites, pero sin mezclar los hidratos de carbono con las grasas ni las proteínas.
- *Dietas ricas en hidratos de carbono*. En este tipo de dieta usted puede incluir vegetales, cereales, pan, frutas y leche, pero la exclusión de los demás grupos de alimentos puede provocar deficiencia de nutrientes. Un ejemplo es el mal uso que algunos hacen de la dieta macrobiótica, en la que se consume un 100% de cereales y se limita el consumo de agua.
- *Dietas proteicas (altas en proteínas y bajas en hidratos de carbono y grasas totales)*. Pueden ser utilizadas durante un corto período ya que no son sostenibles y no está comprobado que favorezcan el mantenimiento de peso más que las convencionales.
- *Dietas de muy bajas calorías.* Deben ser usadas por un tiempo limitado y con estricta supervisión de un equipo profesional. Su uso indebido produce pérdida de vitaminas y minerales, osteopenia, depresión, trastornos de la alimentación, entre muchos otros, y grandes rebotes.

IDEAS PARA TRABAJAR
Creer que el sobrepeso es algo transitorio.

Nuevos "inventos pintorescos" para bajar de peso

Desde la publicidad en televisión hasta en el negocio de la vuelta de su casa usted puede encontrar nuevos inventos que mágicamente la harán bajar de peso. Desde estimuladores musculares eléctricos hasta aros mágicos que estimulan puntos de acupuntura en el lóbulo de la oreja y sirven para controlar el hambre. El problema central de estos "tratamientos mágicos" es justamente lo que más publicitan: el adelgazamiento rápido, aprovechándose de una falsa creencia popular, que es creer que los cambios en el peso solo pueden generarse a través de una modificación drástica de la manera de comer.

En el siguiente capítulo analizaremos pautas muy sencillas para determinar si usted tiene sobrepeso y por qué adelgazar, las creencias de las mujeres sobre las cuestiones de peso y las incidencias del sobrepeso en las enfermedades, entre otras cuestiones.

Por qué adelgazar

Cuestiones de salud y peso adecuado

- Niveles de sobrepeso
- Peso ideal
- Peso posible
- Peso saludable
- Peso confortable
- Índice de masa corporal (IMC)
- Análisis de la incidencia del sobrepeso y las enfermedades más frecuentes

Por qué adelgazar

¿Cuál es realmente su sobrepeso?

¡Qué pregunta complicada! Lo sé. La mayoría de las mujeres se ve con sobrepeso cuando se mira al espejo. Y aunque sea posible, a ninguna le resulta fácil determinar cuántos kilos tiene de más. De nada sirve pensar en la cintura que tuvo antes de los partos, en ese jean histórico que alguna vez sintió que la favorecía y nunca más volvió a conseguir… Por mucho o por poco, parte del problema tiene que ver con la falta de objetividad frente al tema. Usted tiene una idea aproximada, pero puede no ser el peso indicado para mantenerse saludable. Porque la salud y los cánones estéticos no siempre van de la mano.

Para determinar cuál es su exceso de peso es bueno que sepa cuál es su *peso ideal* y su *peso posible.* También va a conocer cuál es su *peso saludable,* su *peso confortable* y su *índice de masa corporal (IMC).* Todas estas herramientas la van a ayudar a saber verdaderamente cuántos kilos necesita perder para sentirse bien y estar saludable. El recorrido es muy fácil y pronto usted podrá saber con exactitud si le conviene adelgazar lo que ahora está pensando… o más… o menos…

Peso ideal

Todas las personas tenemos un *rango de peso ideal* que equivale al peso en el que tendría una salud mejor si nunca hubiera adquirido sobrepeso.

Pero el peso ideal es aproximado ya que hay muchas variaciones que dependen de la contextura física y el sexo, entre otros factores.

Por ejemplo: si una mujer mide 1,60 m y tiene una estructura chica, su peso ideal varía entre 52 y 56 kilos. Pero con la misma altura, una mujer de contextura grande tendrá un peso ideal que rondará entre 57 y 63 kilos.

Pero antes de conocer su peso ideal debe conocer *cuál es su contextura física*, que puede determinarla muy fácilmente *según la medida de su muñeca*. En la tabla de contextura física busque el punto donde se cruza esa medida con los valores correspondientes a su altura. Encontrará un rectángulo que le indicará su tipo de contextura física.

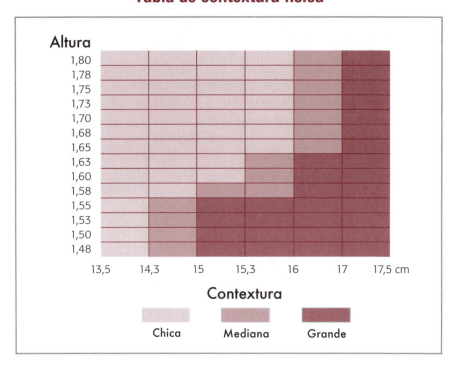

Ahora que conoce su contextura física busque su peso ideal en la tabla de peso ideal para la mujer.

Tabla de PESO

ESTATURA	ESTRUCTURA CHICA	ESTRUCTURA MEDIANA	ESTRUCTURA GRANDE
1,42	41 (43) 45	43 (46) 49	47 (50) 53
1,44	42 (44) 46	44 (47) 50	48 (51) 54
1,46	43 (45) 47	45 (48) 51	49 (52) 55
1,48	44 (46) 48	46 (49) 52	50 (53) 56
1,50	46 (48) 50	48 (51) 54	52 (55) 58
1,52	47 (49) 51	49 (52) 55	53 (56) 59
1,54	48 (50) 52	50 (53) 56	54 (57) 60
1,56	49 (51) 53	51 (54) 57	55 (58) 61
1,58	50 (52) 54	52 (55) 58	56 (59) 62
1,60	52 (54) 56	54 (57) 60	57 (60) 63
1,62	54 (56) 58	56 (59) 62	60 (63) 66
1,64	55 (57) 59	57 (60) 63	61 (64) 67
1,66	56 (58) 60	58 (61) 64	62 (65) 68
1,68	57 (59) 61	59 (62) 65	63 (66) 69
1,70	59 (61) 63	61 (64) 67	65 (68) 71
1,72	61 (63) 65	63 (66) 69	67 (70) 73
1,74	62 (64) 66	64 (67) 70	68 (71) 74
1,76	63 (65) 67	65 (68) 71	69 (72) 75
1,78	64 (66) 68	66 (69) 72	71 (74) 77
1,80	66 (68) 70	68 (71) 74	73 (76) 79
1,82	67 (69) 71	69 (72) 75	75 (78) 81
1,84	68 (70) 72	70 (73) 76	76 (79) 82
1,86	70 (72) 74	72 (75) 78	78 (81) 84
1,88	73 (75) 77	75 (78) 81	81 (83) 87
1,90	74 (77) 79	77 (80) 83	83 (85) 89
1,93	15 (77) 79	78 (82) 85	85 (87) 92
1,95	76 (78) 80	81 (84) 87	88 (90) 94
1,97	78 (80) 82	84 (87) 90	90 (91) 96
1,99	80 (82) 84	86 (89) 93	92 (93) 98

El peso ideal es el que se encuentra entre paréntesis.

Todos los kilos que tenga por encima de su *peso ideal* representan su *exceso de peso*.

Peso posible

El *peso posible* sirve para saber cuánto es *lo máximo que a usted le conviene adelgazar y mantenerse a lo largo del tiempo*.
Tenga en cuenta que en el peso posible influyen factores como:

- su edad,
- el tiempo que lleva con esos kilos de más,
- su contextura física.

Para calcular su peso posible usted necesita conocer su peso ideal, algo que ya sabe.

Tabla de peso posible

LA FÓRMULA	Nombre: Laura Edad: 45 años Años con sobrepeso: 25 Altura: 1,63 m Peso actual: 95 kg Estructura: grande	USTED Nombre: ――――― Edad: ――――― Años con sobrepeso: ――――― Altura: ――――― Peso actual: ――――― Estructura: ―――――
PESO IDEAL	**64 kg**	
Edad — Un kg cada 10 años después de los 20 años de edad	20 años dividido 10 = 2	
Duración — Un kg cada 10 años de duración de la obesidad	25 años de duración dividido 10 = 2,5	
Sobrepeso — Un kg cada 10 kg de sobrepeso contando hasta el peso máximo	31 kilos de sobrepeso (95-64) dividido 10 = 3,1	
PESO POSIBLE	**71,600 kg**	

Peso saludable

Pero por suerte existe ese *peso saludable,* que le va a hacer aún más fácil bajar esos kilos que la ubican en la franja de las mujeres con sobrepeso.
El *peso saludable* tiene que ver con lo menos que usted necesita bajar para acercarse a su meta. La tabla de peso saludable le mostrará en líneas generales cuál es el suyo, pero tenga en cuenta que esta varía de acuerdo con la estatura.

Tabla de peso saludable

PESO ACTUAL	PORCENTAJE DE DESCENSO	KILOS DE DESCENSO	PRIMER ESCALÓN DE DESCENSO (PESO SALUDABLE)
60	8	4,8	55
70	8	5,6	64,5
80	10	8	72
90	10	9	81
100	10	10	90
110	12	13,2	97
120	14	16,8	103
130	16	20,8	109
140	18	25,2	115
150	20	30	120
160	22	35,2	125
170	24	40,8	129
180	26	46,8	133
190	28	53,2	137
200	30	60	140

Peso confortable

A veces mal denominado *meseta*, el peso confortable es el que usted va a poder mantener cómodamente después de adelgazar unos kilos y lograr un balance entre las mejorías, los logros y el esfuerzo que está dispuesta a hacer para seguir adelgazando. Como en ocasiones puede llegar a ser *la pausa necesaria para hacer el próximo esfuerzo*, si se lo denomina *meseta*,

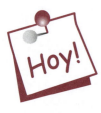

SOLO POR HOY
Voy a preocuparme por mis niveles de sobrepeso, después voy a ocuparme.

usted corre el riesgo de desanimarse y no continuar con el plan de adelgazamiento.

En cambio, si cree que ha alcanzado un peso confortable, será capaz de ver sus logros y sentirse satisfecha y motivada para cuidar ese peso y poder continuar con el resto del plan hasta alcanzar el peso deseado. Usted misma querrá seguir una vez que comience a sentirse incómoda con esos kilos que aun le quedan por bajar.

Índice de masa corporal (IMC)

Ahora que conoce aproximadamente su *peso posible* y su *peso saludable*, usted puede determinar cuáles son los riesgos para su salud si continúa manteniendo el sobrepeso.

Para establecer el grado de sobrepeso se determina la relación entre su peso y su altura con una fórmula muy sencilla:

PESO (kg) ÷ ALTURA X ALTURA

Por ejemplo: Mónica pesa 67 kilos y mide 1,57 m. Realice estas simples cuentas:

a) 67 | 1,57 x 1,57

b) 1,57
   x 1,57
   ─────
    2,464

c) 67 | 2,464

IMC = 27,19

Cuadro 1

GRADOS PESO	IMC
Por debajo del peso saludable	Menos de 18,5
Peso saludable	18,5 a 24,9
Sobrepeso o pre obesidad	25 a 29,9
Obesidad grado 1	30 a 34,9
Obesidad grado 2	35 a 39,9
Obesidad grado 3 (severa)	40 o más

En líneas generales, para que su peso sea saludable, y si nunca tuvo sobrepeso, ese IMC debe fluctuar entre 18,5 y 24,9.
La Organización Mundial de la Salud utiliza los parámetros del cuadro 1 para clasificar el grado de sobrepeso en ambos sexos.

Esta clasificación se utiliza a nivel internacional, pero de acuerdo con nuestra experiencia conviene distinguir con mayor precisión los grados de obesidad, ya que no es lo mismo un IMC de 40 que uno de 50 o 60 (véase la Tabla de índice de masa corporal (IMC).
Por esta razón, utilizamos el cuadro 2.

Cuadro 2

GRADOS DE PESO / OBESIDAD	IMC	SOBREPESO
BAJO PESO		
Bajo peso	Menos de 18,5	–
NORMAL		
Peso normal	18,5 - 24,29	–
OBESIDAD		
Obesidad I	25 - 29,9	1 a 15
Obesidad II	30 - 34,9	15 a 35
HIPEROBESIDAD – OBESIDAD MÓRBIDA		
Obesidad III	35 - 39,9	35 a 50
Obesidad IV	40 - 49,9	50 a 80
SUPEROBESIDAD – OBESIDAD MÓRBIDA		
Obesidad V	50 - 64,9	80 a 110
Obesidad VI	65 - 79,9	110 a 150
Obesidad VII	80 - 99,9	150 a 200
Obesidad VIII	100 o más	Más de 200

Ahora podrá calcular usted misma su IMC.

Tabla de índice de masa corporal (IMC)

Kg	ALTURA EN METROS									
	1,40	1,47	1,50	1,52	1,55	1,57	1,60	1,63	1,65	1,68
31	15,8	14,3	13,8	13,4	12,9	12,6	12,1	11,7	11,4	11,0
34	17,3	15,7	15,1	14,7	14,2	13,8	13,3	12,8	12,5	12,0
37	18,9	17,1	16,4	16,0	15,4	15,0	14,5	13,9	13,6	13,1
41	20,9	19,0	18,2	17,7	17,1	16,6	16,0	15,4	15,1	14,5
48	24,5	22,2	21,3	20,8	20,0	19,5	18,8	18,1	17,6	17,0
50	25,5	23,1	22,2	21,6	20,8	20,3	19,5	18,8	18,4	17,7
52	26,5	24,1	23,1	22,5	21,6	21,1	20,3	19,6	19,1	18,4
54	27,6	25,0	24,0	23,4	22,5	21,9	21,1	20,3	19,8	19,1
55	28,1	25,5	24,4	23,8	22,9	22,3	21,5	20,7	20,2	19,5
57	29,1	26,4	25,3	24,7	23,7	23,1	22,3	21,5	20,9	20,2
59	30,1	27,3	26,2	25,5	24,6	23,9	23,0	22,2	21,7	20,9
61	31,1	28,2	27,1	26,4	25,4	24,7	23,8	23,0	22,4	21,6
64	32,7	29,6	28,4	27,7	26,6	26,0	25,0	24,1	23,5	22,7
66	33,7	30,5	29,3	28,6	27,5	26,8	25,8	24,8	24,2	23,4
68	34,7	31,5	30,2	29,4	28,3	27,6	26,6	25,6	25,0	24,1
70	35,7	32,4	31,1	30,3	29,1	28,4	27,3	26,3	25,7	24,8
73	37,2	33,8	32,4	31,6	30,4	29,6	28,5	27,5	26,8	25,9
75	38,3	34,7	33,3	32,5	31,2	30,4	29,3	28,2	27,5	26,6
77	39,3	35,6	34,2	33,3	32,0	31,2	30,1	29,0	28,3	27,3
79	40,3	36,6	35,1	34,2	32,9	32,0	30,9	29,7	29,0	28,0
82	41,8	37,9	36,4	35,5	34,1	33,3	32,0	30,9	30,1	29,1
84	42,9	38,9	37,3	36,4	35,0	34,1	32,8	31,6	30,9	29,8
86	43,9	39,8	38,2	37,2	35,8	34,9	33,6	32,4	31,6	30,5
88	44,9	40,7	39,1	38,1	36,6	35,7	34,4	33,1	32,3	31,1
91	46,4	42,1	40,4	39,4	37,9	36,9	35,5	34,3	33,4	32,2
93	47,4	43,0	41,3	40,3	38,7	37,7	36,3	35,0	34,2	33,0
95	48,5	44,0	42,2	41,1	39,5	38,5	37,1	35,8	34,9	33,7
98	50,0	45,4	43,6	42,4	40,8	39,8	38,3	36,9	36,0	34,7
100	51,0	46,3	44,4	43,3	41,6	40,6	39,1	37,6	36,7	35,4
104	53,1	48,1	46,2	45,0	43,3	42,2	40,6	39,1	38,2	36,8
107	54,6	49,5	47,6	46,3	44,5	43,4	41,8	40,3	39,3	37,9
109	55,6	50,4	48,4	47,2	45,4	44,2	42,6	41,0	40,0	38,6
111	56,6	51,4	49,3	48,0	46,2	45,0	43,4	41,8	40,8	39,3
118	60,2	54,6	52,4	51,1	49,1	47,9	46,1	44,4	43,3	41,8
120	61,2	55,5	53,3	51,9	49,9	48,7	46,9	45,2	44,1	42,5
125	63,8	57,8	55,6	54,1	52,0	50,7	48,8	47,0	45,9	44,3
136	69,4	62,9	60,4	58,9	56,6	55,2	53,1	51,2	50,0	48,2
159	81,1	73,6	70,7	68,8	66,2	64,5	62,1	59,8	58,4	56,3
181	92,3	83,8	80,4	78,3	75,3	73,4	70,7	68,1	66,5	64,1
190	96,9	87,9	84,4	82,2	79,1	77,1	74,2	71,5	69,8	67,3
200	102,0	92,6	88,9	86,6	83,2	81,1	78,1	75,3	73,5	70,9
220	112,2	101,8	97,8	95,2	91,6	89,3	85,9	82,8	80,8	77,9
240	122,4	111,1	106,7	103,9	99,9	97,4	93,8	90,3	88,2	85,0

Tabla de índice de masa corporal (IMC) (cont.)

Kg	\multicolumn{9}{c}{ALTURA EN METROS}
	1,70	1,73	1,75	1,78	1,80	1,83	1,85	1,90	1,95
31	10,7	10,4	10,1	9,8	9,6	9,3	9,1	8,6	8,2
34	11,8	11,4	11,1	10,7	10,5	10,2	9,9	9,4	8,9
37	12,8	12,4	12,1	11,7	11,4	11,0	10,8	10,2	9,7
41	14,2	13,7	13,4	12,9	12,7	12,2	12,0	11,4	10,8
48	16,6	16,0	15,7	15,1	14,8	14,3	14,0	13,3	12,6
50	17,3	16,7	16,3	15,8	15,4	14,9	14,6	13,9	13,1
52	18,0	17,4	17,0	16,4	16,0	15,5	15,2	14,4	13,7
54	18,7	18,0	17,6	17,0	16,7	16,1	15,8	15,0	14,2
55	19,0	18,4	18,0	17,4	17,0	16,4	16,1	15,2	14,5
57	19,7	19,0	18,6	18,0	17,6	17,0	16,7	15,8	15,0
59	20,4	19,7	19,3	18,6	18,2	17,6	17,2	16,3	15,5
61	21,1	20,4	19,9	19,3	18,8	18,2	17,8	16,9	16,0
64	22,1	21,4	20,9	20,2	19,8	19,1	18,7	17,7	16,8
66	22,8	22,1	21,6	20,8	20,4	19,7	19,3	18,3	17,4
68	23,5	22,7	22,2	21,5	21,0	20,3	19,9	18,8	17,9
70	24,2	23,4	22,9	22,1	21,6	20,9	20,5	19,4	18,4
73	25,3	24,4	23,8	23,0	22,5	21,8	21,3	20,2	19,2
75	26,0	25,1	24,5	23,7	23,1	22,4	21,9	20,8	19,7
77	26,6	25,7	25,1	24,3	23,8	23,0	22,5	21,3	20,2
79	27,3	26,4	25,8	24,9	24,4	23,6	23,1	21,9	20,8
82	28,4	27,4	26,8	25,9	25,3	24,5	24,0	22,7	21,6
84	29,1	28,1	27,4	26,5	25,9	25,1	24,5	23,3	22,1
86	29,8	28,7	28,1	27,1	26,5	25,7	25,1	23,8	22,6
88	30,4	29,4	28,7	27,8	27,2	26,3	25,7	24,4	23,1
91	31,5	30,4	29,7	28,7	28,1	27,2	26,6	25,2	23,9
93	32,2	31,1	30,4	29,4	28,7	27,8	27,2	25,8	24,5
95	32,9	31,7	31,0	30,0	29,3	28,4	27,8	26,3	25,0
98	33,9	32,7	32,0	30,9	30,2	29,3	28,6	27,1	25,8
100	34,6	33,4	32,7	31,6	30,9	29,9	29,2	27,7	26,3
104	36,0	34,7	34,0	32,8	32,1	31,1	30,4	28,8	27,4
107	37,0	35,8	34,9	33,8	33,0	32,0	31,3	29,6	28,1
109	37,7	36,4	35,6	34,4	33,6	32,5	31,8	30,2	28,7
111	38,4	37,1	36,2	35,0	34,3	33,1	32,4	30,7	29,2
118	40,8	39,4	38,5	37,2	36,4	35,2	34,5	32,7	31,0
120	41,5	40,1	39,2	37,9	37,0	35,8	35,1	33,2	31,6
125	43,3	41,8	40,8	39,5	38,6	37,3	36,5	34,6	32,9
136	47,1	45,4	44,4	42,9	42,0	40,6	39,7	37,7	35,8
159	55,0	53,1	51,9	50,2	49,1	47,5	46,5	44,0	41,8
181	62,6	60,5	59,1	57,1	55,9	54,0	52,9	50,1	47,6
190	65,7	63,5	62,0	60,0	58,6	56,7	55,5	52,6	50,0
200	69,2	66,8	65,3	63,1	61,7	59,7	58,4	55,4	52,6
220	76,1	73,5	71,8	69,4	67,9	65,7	64,3	60,9	57,9
240	83,0	80,2	78,4	75,7	74,1	71,7	70,1	66,5	63,1

POR QUÉ ES IMPORTANTE CONOCER SU IMC

Porque la salud, los riesgos y la calidad de vida empeoran con el peso. Si usted conoce su IMC tendrá una herramienta más para controlar su sobrepeso.

Complicaciones más comunes debido al sobrepeso y enfermedades más frecuentes

Usted ya sabe cuántos kilos de sobrepeso posee, y deberá estar alerta y empezar a tomar conciencia de que esos "kilitos de más" pueden llegar a afectar su salud física e influir en su salud emocional.

¿Quién de ustedes no ha querido volver a ponerse un vestido entallado pero los rollitos les molestan a la hora de mirarse al espejo?

Pero como ya señalamos, bajar esos kilos no solo tiene que ver con lo estético sino con evitar algunas complicaciones directamente relacionadas con el sobrepeso.

Probablemente usted no tenga nada de lo descripto en el cuadro 3, pero tenga en cuenta que si no controla el sobrepeso puede sufrir algunas de estas complicaciones. Mencionaremos las más comunes, pero en total son más de 300.

Cuadro 3
Algunas de las complicaciones más comunes

SALUD FÍSICA

- Alteraciones menstruales.
- Apnea del sueño.
- Somnolencia diurna.
- Artrosis.
- Colesterol alto.
- Resistencia a la insulina.
- Diabetes.
- Diabetes gestacional.
- Aumento de los triglicéridos, que en las mujeres tienen efectos especialmente nocivos.
- Síndrome metabólico.
- Cálculos en la vesícula.
- Cáncer de mama posmenopáusico, ovario, útero, colon, vesícula biliar, riñón.
- Dispepsia.
- Flebitis.
- Hipertensión arterial.
- Hipertensión en el embarazo.
- Incontinencia urinaria.
- Problemas respiratorios.

Cuadro 3 (cont.)

- Reflujo gastroesofágico.
- Trabajo de parto prolongado.
- Várices.

SALUD MENTAL

- Ansiedad.
- Baja autoestima.
- Depresión.
- Disfunciones sexuales (trastorno sexual, deseo sexual bajo).
- Estrés crónico.
- Hostilidad.
- Trastornos de la conducta alimentaria (atracón, atracón nocturno).
- Trastornos obsesivo compulsivos.

RELACIONES SOCIALES

- Bajo reconocimiento personal.
- Problemas de pareja.

CALIDAD DE VIDA

- Disminución de la agilidad.
- Sedentarismo.

ECONOMÍA

- Consumo extra de alimentos.
- Tratamiento de las complicaciones.
- Tratamientos ineficaces para adelgazar.

Otros indicadores de riesgo

Usted ya tiene un panorama de cuál debería ser su peso y por qué hay que mantenerlo a raya. Van unas pocas líneas más sobre otros factores de riesgo a tener en cuenta.

Grasa localizada

Aunque eso de grasa suene feo, la necesitamos para vivir, una mujer tiene normalmente en su cuerpo un 25 por ciento; el problema se presenta cuando hay un exceso. Tenga en cuenta que cuando la grasa se localiza en

PENSAMIENTO POSITIVO
Voy a lograr y mantener mi peso adecuado.

- hombros,
- parte interna del abdomen,
- hígado,
- dentro del músculo,

es uno de los mecanismos por el que se dificulta el funcionamiento de la insulina, lo que aumenta la presión arterial, la posibilidad de coágulos, el colesterol, los triglicéridos y el riesgo de cáncer.
Además, y esto es importante para usted, *disminuye la fertilidad*, entre otras cuestiones detalladas en el cuadro 3.

Cómo medir la distribución de la grasa corporal

Para realizar esas mediciones usted puede recurrir a *la circunferencia de la cintura y al índice de cintura-cadera (ICC).*

Circunferencia de la cintura
Si esa circunferencia mide más de 90 cm usted está en riesgo de padecer alguna de las enfermedades relacionadas con la obesidad abdominal, por lo que su plan de adelgazar debe ser contemplado aun con mayor seriedad.

Índice de cintura-cadera (ICC)
Para conocer este índice solo tiene que dividir la circunferencia de su cintura (en el punto máximo y sin hacer trampa) por la circunferencia de su cadera (también en el punto máximo).

Si el valor final es menor a 0,80 usted tiene un riesgo bajo de tener complicaciones; si su valor está entre 0,80 y 0,85, deberá tener precaución, y si el valor supera 0,85 entonces usted está en zona de alto riesgo y no podrá seguir soslayando su plan de adelgazamiento para mejorar su calidad de vida y cuidar su salud. Ahora tiene en sus manos todas las herramientas para saber cuál es el peso que debería alcanzar, y las complicaciones a las que se expone si no empieza una dieta saludable. En el próximo capítulo encararemos algunas ideas y estrategias para el cambio de hábitos que vamos a necesitar para llevar adelante un plan de adelgazamiento que se mantenga en el tiempo antes de mostrarle un plan nutricional a su medida.

IDEAS PARA TRABAJAR

Aunque la obesidad viene para quedarse, usted puede controlar su sobrepeso.

3

Cambio de hábitos

Ideas y estrategias para encarar el cambio

- Cómo empezar
- Herramientas para el cambio
- Porcentajes de descenso de peso
- La pausa para continuar
- Comprometerse para adelgazar

Cambio de hábitos

Cómo empezar

Muchas mujeres creen que el cambio se produce de repente, pero no es así, el cambio es el resultado de muchos otros cambios pequeños, de la planificación, de la constancia, de querer mejorar su estado físico, de entender que usted puede elegir libremente otro modo de encarar el cuidado de su cuerpo y su salud.
¿Pero cómo empezar?
En principio, olvídese del "no puedo" y concéntrese en el "voy a lograrlo".
Es necesario que comience a pensar en otras maneras de alimentarse y en el movimiento para mantener su cuerpo saludable. También es importante que usted aprenda a usar conductas alternativas en lugar de comer frente a determinadas sensaciones o sentimientos como el enojo, el aburrimiento, el resentimiento o la frustración.

El cómo y el para qué

No se identifiqué con el *por qué* (¿*por qué* no puedo comer de todo?; ¿*por qué* a mí?). Concéntrese en el *cómo*, que la ayudará a encontrar la solución; y en el *para qué*, que la mantendrá motivada.
Propóngase metas lógicas: paso a paso, con paciencia y con constancia usted podrá ir dejando atrás esos kilos que le sobran.
Valore sus logros en lugar de remarcar sus traspiés. Recuerde que la constancia y la perseverancia son la clave. No se pregunte "¿*por qué* fallé?", pregúntese "¿*cómo* puedo hacerlo mejor?". Disfrute del proceso de cambio y manténgase atenta.

UN PASO A LA VEZ

Solo por hoy seguiré un plan de comida sana y nutritiva.
Solo por hoy no negaré que deseo comer lo que no debo, pero resistiré.
Solo por hoy no voy a envidiar a los que comen de todo.
Solo por hoy voy a caminar media hora.
Solo por hoy haré un esfuerzo.
Solo por hoy me ajustaré a la realidad, sin intentar ajustarla a mis deseos.
Solo por hoy me tomaré media hora de calma, relajada y sin tensiones.
Resolvamos un día a la vez.

Aceptar para cambiar

Es importante que *acepte* ciertas cuestiones, *sin importar cuántos kilos le sobren*:

- Que *es posible recuperarse del sobrepeso.*
- Que *la supera*. Recuerde cuántas dietas probó, cuántas "pastillas milagrosas" tomó, en cuántos gimnasios se inscribió.
- Que debe *renunciar a la creencia* de que podrá resolver el problema del sobrepeso sin cambios, sin ayuda, sin perseverancia, a su manera.
- Que *hay que* reconocer que tenemos debilidades y que también tenemos fortalezas.
- Que *es importante erradicar la culpa.*

Ideas y estrategias para el cambio

En los últimos años ha ganado en importancia el enfoque de la terapia cognitiva, que consiste en trabajar con el comportamiento, las creencias, las actitudes, las razones y concesiones que tenemos con nosotros mismos, todo lo cual rige gran parte de nuestras emociones y sentimientos y, por supuesto, nuestra conducta.

Ya no se trata de cambiar un comportamiento (como en la terapia conductista), sino en ayudar a que cada uno modifique sus pensamientos para lograr conductas y emociones más adecuadas sobre la base de sus propias necesidades y experiencias.

Durante bastante tiempo se pensó que el modo de comer de una persona con sobrepeso respondía a algún tipo de debilidad moral, razón por la cual se le exigía fuerza de voluntad para seguir una determinada dieta.

Pero entonces se empezó a tener en cuenta la influencia de los estímulos externos y se desarrollaron distintas *técnicas* que permiten *modificar paulatinamente la conducta frente a la comida*, sin necesidad de recurrir a la más débil de todas las fuerzas: *la fuerza de voluntad*.
Por ejemplo:

> Es fundamental que avance de a poco,
> sin exigencias desmedidas.
> El éxito es el resultado de una manera de pensar y de actuar que debe ser llevada
> a la práctica diariamente: de a 24 horas cada vez.
> SOLO POR HOY.

- Cuando se sienta en un restaurante no puede evitar comer el pan que se encuentran en la mesa. Entonces, le pide al mozo que lo retire y que en su lugar traiga una porción de queso magro o pickles mientras espera la comida.
- Para evitar comer de más cuando hace alguna visita, haga una colación acompañada por algún líquido frío o caliente, con lo que podrá reducir el hambre y controlar mejor las porciones.
- Se sirve una porción de dulce y lo consume pausadamente, degustando la dulzura y sintiendo la satisfacción de haberse controlado.

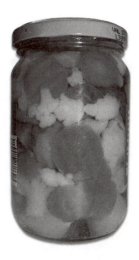

Estas son algunas de las formas que usted deberá adoptar en reemplazo de la inalcanzable *fuerza de voluntad*: o sea, la *buena voluntad de cambiar* a tiempo la situación.

El acto de comer

Hay varias formas de relacionarse con la comida que tienen solución. Por ejemplo, si usted se recupera rápidamente de sus errores, o sea, de comer de más, pero alterna con frecuencia entre comer sin control y hacer una dieta muy estricta, sería conveniente que consulte con un profesional para evitar esos picos que la mantienen siempre en tensión.

También usted puede ser propensa a comer en exceso cuando se desvía de lo que había planificado. Pero no se desaliente, su reacción ante los problemas que la llevan a comer en exceso puede mejorar; trabaje sobre ese aspecto.

Por último, si un leve descontrol no produce sobre usted grandes efectos es muy alentador ya que usted muestra que tiene un criterio flexible y equilibrado.

Pero el acto de comer es el último de una serie de encadenamientos que se van dando de manera natural.

1. Planificar las compras
- Prepare una lista antes de ir al supermercado y programe sus compras semanalmente de acuerdo con su dieta. Esto le permitirá organizarse y evitar improvisaciones que pueden llevarla a comprar justo eso que no debe (véase la lista de compras semanal).

Lista de compras semanal*

ALIMENTOS	CANTIDADES	MARCAS SUGERIDAS
HORTALIZAS		
Hortalizas	Libre (según gusto)	
Papa, batata, mandioca	3 unidades medianas	
FRUTAS		
Frescas	3 kilos	
Deshidratadas	1 paquete	
Secas	1 paquete	
Enlatadas *light*	1 lata	Canale, BC, Dulcor-Cormillot
CEREALES, LEGUMBRES Y DERIVADOS		
Arroz integral	1 paquete	Gallo, Molinos Ala, Máximo
Pastas o fideos integrales	1 paquete	Matarazzo, Vegetalex, etc.
Milanesa de soja	1 paquete	Vegetalex, Granja del Sol, Jumbo, Cormillot, etc.
Tapa de tarta *light* o integral	1 paquete	Mendia-Cormillot, Dánica, La Salteña
Tapas de empanadas *light* o integrales	1 paquete de 12 unidades	Mendia-Cormillot, Dánica, La Salteña
Lentejas, garbanzos, porotos, arvejas o haba	1 lata o 1 paquete	Arcor, La Colina
Pan lactal integral o blanco *light* con fibras	1 paquete chico	Fargo, Bimbo, La Veneziana-Cormillot

ALIMENTOS	CANTIDADES	MARCAS SUGERIDAS
Galletitas *light*	1 paquete	Ser, Mayco, Terrabusi, Criollitas
Galletas de arroz	1 paquete	Arrocitas, Gallo, Macrobióticas
LÁCTEOS		
Leche descremada	2 litros	Ser, Sancor-Cormillot, Ilolay En polvo: La Serenísima, San Regim, Ser, Svelty
Yogur descremado	7 potes	Ser, Sancor-Cormillot, Ilolay, Tregar, La Suipachense
Flan light	2 potes	Ser, Sancor
Postre light	2 potes o 1 caja	Ser, Tregar Para elaborar: Diet Control-Cormillot, Royal *light*, Exquisita *light*
Queso blanco descremado	1 pote de 200 gramos	Mendicrim 0%, Casancrem *light*, Tregar, La Paulina
Ricota descremada	1 paquete	Tregar, La Serenísima
Queso freso magro	350 gramos	Ilolay Vita *light*, La Serenísima *light*, Sancor *light*, Tregar
Queso en fetas *light*	250 gramos	Tregar, Ser
CARNES Y HUEVOS		
Salchichas *light*	1 paquete	Vienissima *light*, Ser, Cormillot
Bife o churrasco magro		
Jamón cocido magro	100 gramos	Paladíni, Campo Frío, La Casona-Cormillot
Pollo	2 presas	
Filet de merluza	2 unidades	
Atún al natural	1 lata chica	La Campagnola, Ciudad del Lago
Jurel al natural	1 lata	La Campagnola, Ciudad del Lago
Huevos	Media docena	Cormillot
VARIOS		
Aceite	1 botella chica	
Mermelada *light*	1 frasco	BC, Dulcor-Cormillot, Canale
Edulcorante	1 botella	Barny-Cormillot, Sucaryl, Chucker, Hileret
Caldos o sopas *light*	14 sobres	Stop Calory-Cormillot, Tibaldi, Knorr *light*, Ser, Quick *light*

ALIMENTOS	CANTIDADES	MARCAS SUGERIDAS
Aguas o bebidas *light*	Según necesidad	Jugos: Clight, Livean, Mocoretá Diet Gaseosas: Coca-Cola light o Zero, Pepsi *light* o Max, Seven up free, Sprite Zero, Fanta Zero Aguas saborizadas: H2O, Ivess-Cormillot, Ser, Magna
Gelatina *light*	3 cajas	Emeth, Exquisita *light*, Diet Kontrol-Cormillot, Royal *light*
Caramelos ácidos	14 unidades	Cormillot, Lipo
Barras de cereal o turrón de maní	3 a 12 unidades	Barritas: Ser, Cormilllot, Cereal Mix, Flor *light*, Cereal Fort, Chewy frutales Turrón: Nevares, Georgalos, Arcor

* Las cantidades sugeridas son estimativas y pueden exceder las cantidades reales del plan, ya que fueron calculadas de acuerdo con el contenido por envase de cada alimento.

2. Hacer las compras

- Haga las compras después de que haya comido, cuando no sienta hambre. Es el mejor momento para comprar solo lo necesario y no dejarse influir por la sensación de apetito.
- Cuando está en el supermercado, camine sin pasear por las góndolas y vaya directamente hacia donde está lo que busca, sin detenerse a mirar todos los productos.
- Compre pocos alimentos preparados. Las comidas para calentar o congeladas en general tienen más grasas y sal que las hechas en casa.
- Lea las etiquetas de los productos. Para elegir mejor, compare peso, composición, contenido graso, de hidratos de carbono, sal, ingredientes, etcétera.

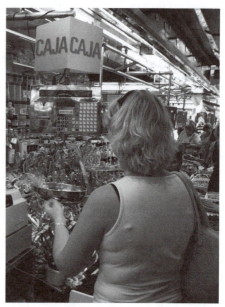

- Compre frutas frescas, secas y deshidratadas para consumir como colación. Tenga siempre en la heladera algunos alimentos para cuando no pueda evitar el hambre. Es mejor superar el momento con una manzana que con galletitas.
- Negocie los alimentos con los que se tienta. No se engañe con la idea de que compra para los demás cuando en realidad lo hace para usted.

3. Almacenar los alimentos

Seguramente usted no le da importancia a cómo debe almacenar los alimentos que acaba de comprar. Recuerde que muchas veces comió "lo primero que vio", y en realidad lo que se ve primero es lo que uno puso delante de todo. Por eso es conveniente que almacene los alimentos:

- Fuera de la vista. Colóquelos en las alacenas más altas, detrás de tarros, o en el fondo de la heladera. Utilice envases opacos para guardar los alimentos. Tápelos.
- Guarde comida solo en la cocina. No tenga alimentos en otras partes de la casa o en el auto.

4. El momento de cocinar

Aquí van algunas ideas para cuando se ponga a cocinar así evita el típico *picoteo*:

- Trate de que sea en los momentos de menos apetito, por ejemplo, después del desayuno; o prepare la cena después del almuerzo. Si trabaja en esos horarios, aproveche un momento libre para preparar platos y guardarlos en el *freezer*. Será mucho más rápido al momento de comer y no tendrá oportunidad para tentarse en el proceso.
- Si es posible no cocine usted, que lo haga algún otro miembro de la familia.
- Tenga a mano comidas de su plan de alimentación mientras cocina, como trocitos de manzana o de zanahoria.
- Mastique chicle o cáscara de limón.
- Deguste un caramelo ácido o de menta, coma pickles.
- Tome líquidos fríos (gaseosas *light* o soda, que sacia más debido a las burbujas) o calientes (cualquier infusión endulzada con edulcorante).

5. Momento de servir la comida
Antes de la comida:

- Treinta a quince minutos antes de la comida chupe un caramelo ácido o coma unos pickles.
- Escriba antes de cada comida lo que va a consumir. Hablaremos del Registro de comidas en el capítulo 9.

Durante la comida:

- Sírvase una cantidad moderada en el plato. Para lograrlo, use platos tamaño postre para que las porciones sean más pequeñas y parezcan más grandes.
- Sirva las porciones en la cocina para no llevar la fuente a la mesa. La tentación estará más controlada de esta manera.

6. Pensar cuando se come. Técnica para cambiar su forma de comer
La *manera* de comer es fundamental para modificar nuestros malos hábitos alimentarios. Junto con modificar la *calidad* del alimento y la *cantidad* que se come, aprender a comer de *manera apropiada* la ayudará a lograr un control cada vez mayor sobre lo que elige.
Los hábitos que usted debe empezar a cambiar en primer lugar son:

- Comer rápido.
- Comer sin disfrutar de la comida.
- Comer todo lo que hay en el plato.

Para modificar estas características *piense*, cuando come, en el sabor, en el aroma, en la textura de sus alimentos.
Olvídese de comer a los apurones, parada, atendiendo niños, tensa, mirando la tele, leyendo el diario, mientras trabaja…
Coma lentamente, prestando atención al gusto. Concentre su mente en la sensación de comer. Mastique lenta, deliberada y totalmente.
Hacer más lento el acto de comer permite que su cerebro registre la ingesta y le avise a tiempo cuándo está satisfecho, dado que sentirá la señal de saciedad que suele pasarse por alto cuando se come rápido.
Consuma otro bocado e intente sentir la textura de lo que está comiendo.

Detecte también el aroma. Disfrute lo que siente.
Concéntrese en el sabor de la comida y el acto de comer. No haga otra cosa mientras mastica. solo mastique y preste atención.
Cuando pensamos en el acto de comer es posible notar las sensaciones que provoca el alimento: su sabor, los cambios de textura y aroma, la temperatura. Es, por lo tanto, la mejor forma de aprender y dominar las habilidades para comer mejor, disfrutar de sus alimentos y firmar la paz con la comida.

Otras técnicas para cambiar su forma de comer

- Apoye los cubiertos entre bocado y bocado.
- Haga una pausa de un minuto (por reloj) en medio de la comida, no entre plato y plato; durante ese tiempo no mastique ni tome líquidos.
- Coma sentada.
- Utilice siempre cubiertos, no coma con las manos.
- Deje por lo menos un bocado en el plato.
- Comience con ensalada o sopa.
- No pruebe del plato de los demás.
- Controle el consumo de alcohol.

Regla de los cuatro bocados

Esta regla es muy buena para aplicarla en los momentos en que le ofrecen, por ejemplo, un postre que a usted le gusta mucho.
Seleccione la porción usted misma. Si está en un restaurante, pida al mozo que le traiga otro plato tamaño postre y coloque en él el equivalente a cuatro bocados, y comparta el resto con su compañero de mesa.
Coma cada bocado con lentitud, pensando, saboreando. Coloque el tenedor o la cuchara sobre la mesa mientras mastica cuidadosamente.
Beba un sorbo de agua entre cada bocado para limpiar su paladar y hacer que cada bocado sea más interesante a los sentidos.
Haga pausas muy largas entre un bocado y otro. Concéntrese en el sabor que queda en su boca después de tragar.
Si al terminar los cuatro bocados aún no está satisfecha, tome dos bocados más, repita los pasos y dé por terminado su postre. Manténgase firme luego de esos dos bocados extras y disfrute del placer de haberse controlado.

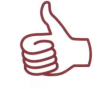

PENSAMIENTO POSITIVO

Con paciencia y perseverancia voy a bajar los gramos semanales necesarios.

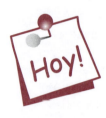

SOLO POR HOY
Voy a consumir la cantidad de alcohol permitido.

7. La sobremesa
Si durante la sobremesa usted sigue consumiendo lo que quedó sobre la mesa, trate de:

- Levantar los platos de la mesa y guardar el resto de comida de inmediato en la heladera.
- Servir el café.
- Cepillarse los dientes.
- Lavar los platos.
- Anotar lo que comió.

8. Las tentaciones
La lista de recursos que aquí se desarrolla no pretende ser exhaustiva. Usted puede encontrar otros recursos o adaptar lo sugerido a sus necesidades.

- Coma cada tres horas como máximo. Así evitará sentir hambre y disminuirá la tentación.
- Coma solo en la cocina o el comedor, por ejemplo, no lleve la bandeja a la cama.
- Coma algo antes de ir a una fiesta, esto aplacará el apetito.
- Permanezca alejada de las mesas en las que hay comida engordante.
- Sírvase en un plato chico las cantidades adecuadas de lo que decidió comer.
- Tenga siempre en la mano un vaso con una bebida sin alcohol y agréguele mucho hielo.
- Coma uno o dos caramelos ácidos y beba un vaso grande de gaseosa *light* bien fría.
- Distráigase. Hable por teléfono, respire lentamente, lávese los dientes, salga a caminar (el ejercicio aumenta las endorfinas –hormonas del bienestar– y podría disminuir la tentación).
- Si sigue tentado, procure ser moderado. Recuerde que tentarse es humano.

Porcentajes de descenso de peso

Aunque no existen reglas fijas, es frecuente que se promedie un descenso de entre 0,5 y 1% semanal. Menos puede desalentar, más suele no ser sostenible.

Si usted pesa alrededor de 80 kilos, su ritmo de descenso puede ser de entre 400 y 800 gramos por semana.

Si pesa 70 kilos, su ritmo puede ser de entre 350 y 700 gramos por semana. De todos modos, este camino es muy personal, y el resultado dependerá de cuántas estrategias ponga en práctica durante la semana, además de cómo responde a su *flujo de energía*, tema que veremos en el capítulo 6.

La balanza

El uso de la balanza es la única manera de ver cómo va evolucionando su peso, lo que la transforma en una herramienta fundamental para su tratamiento. Tenga en cuenta que es muy importante organizar *cuándo, dónde, cómo y cada cuánto pesarse*.

Para decidirlo, recuerde que es conveniente hacerlo:

- Siempre a la misma hora.
- En la misma balanza.
- Con ropa similar en cada oportunidad, o desnuda si tiene balanza en su casa.

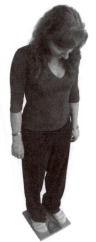

La decisión de cada cuánto tiempo pesarse es personal y depende, al principio, de lo que le resulte más efectivo para mantener el control. Lo más útil y beneficioso para controlar su peso es tener una balanza en el baño, porque le permite pesarse diariamente a la mañana luego de evacuar, y facilita la comparación del peso bajo las mismas circunstancias.

Pesarse con regularidad le permitirá controlar mejor su peso e ir aprendiendo que este puede variar no solo si comió más o menos, sino también si, por ejemplo, el tiempo está fresco y sin humedad, lo que la hizo orinar más, o la retención de líquidos producida por un día húmedo, síndrome premenstrual (semana anterior a la menstruación) o la toma de algún medicamento.

La pausa para continuar

Durante su programa de adelgazamiento usted puede alcanzar su *peso confortable*, o sea, aquel en el que puede mantenerse cómodamente después de haber adelgazado unos kilos, que no es una *meseta* como suele denominarse. Como ya señalamos en el capítulo 2 (p. 41), la diferencia en cómo se lo llama es fundamental, porque en ocasiones puede ser la pausa necesaria para hacer el próximo esfuerzo.

Si en algún momento de este camino detecta que su adelgazamiento se detuvo a pesar de que realizó la dieta al pie de la letra y se mantuvo activa, es importante revisar algunas cuestiones:

1. *Haberse pesado en situaciones diferentes* puede modificar su peso; no es lo mismo pesarse cuando recién se levanta que cuando va a acostarse, por ejemplo.

2. *Tener retención de líquidos*: el agua pesa y si ha orinado poco puede llegar a pesar hasta 2 kilos de más. Usted puede estar reteniendo líquidos porque:

- Comió con mucha sal.
- Está en su período premenstrual.
- Estuvo en un ambiente con calor o humedad.
- Ansiedad, estrés.
- Excesivo consumo de alcohol y cigarrillos.
- Edema idiopático: es una afección que se presenta en algunas mujeres; se trata de una hinchazón que empieza por la mañana y llega a retener hasta 2 litros de líquido durante el día.

¡Atención! Si su adelgazamiento se estancó por retención de líquidos, jamás debe tomar diuréticos por su cuenta porque empeorará la situación y convertirá un problema transitorio en algo permanente.

Lo que puede hacer, en cambio, es:

- Disminuir temporalmente el consumo de sal.
- Dormir y descansar con los pies levemente elevados.
- Tomar mucho líquido, pues el agua es un diurético natural.
- Realizar ejercicios de respiración y relajación o salir a caminar si está ansioso.
- Evitar al máximo los sedantes.
- Si el problema persiste, consultar con el médico.

> Nadie podrá obligarla a adelgazar si usted no está dispuesta a hacerlo. La decisión es suya, y debe adoptarla sin que nadie se la imponga, cuando esté firmemente convencida de su utilidad.

3. *Disminución de actividad física*: si durante una semana no bajó de peso, tenga en cuenta cuál fue su actividad física en ese lapso. Si nota que su ritmo está decayendo, vuelva a los niveles anteriores.

4. *Aumento de las porciones*: este es un tema muy importante porque no es real que comiendo solo alimentos permitidos, cualquiera sea su cantidad, bajará igualmente de peso. Eso puede ser al principio, cuando con suprimir el pan y las galletitas usted baja de peso. Pero una vez que los primeros kilos de más se han ido, es necesario *controlar las porciones*. La carne asada está perfectamente indicada en la dieta, pero si usted come dos porciones grandes en el almuerzo y en la cena, se excederá en la cantidad de calorías. Y aunque no ingiera alimentos engordantes, no bajará de peso. Si este es su problema déle una solución rápida y volverá a sentirse satisfecha con su decisión de perder los kilos de más.

No se apoye exclusivamente en su fuerza de voluntad, los cambios son más fáciles si los hace de a poco.

- Comience sus comidas con un plato de sopa de verduras, una taza de caldo desgrasado o un plato de ensalada que incluya verduras que deben ser masticadas, como cebolla, remolacha o zanahoria.
  Sírvase la comida principal en un plato de postre para disminuir el tamaño de las porciones sin sentir demasiado el cambio.

- Si este no es el caso, es probable que usted no haya seguido al pie de la letra con su plan de alimentación y movimiento. Es muy importante que tenga presente que su descenso no se *estancó*, sino que *su esfuerzo* se detuvo. Reconocerlo y admitirlo la aliviará y le permitirá reorganizarse. Además, evita así la necesidad de buscar pretextos y mejora su relación con el tratamiento.

Compromiso para adelgazar

Este decálogo que aquí le presento resume los aspectos más importantes para la conquista de su bienestar de la mano de un peso adecuado, siguiendo los lineamientos de lo que ya leyó hasta aquí y de lo que vendrá en los capítulos siguientes.

1. Realizar el programa *un* día a la vez, *una* comida a la vez.

2. Pedir *dos* ayudas. Al programa y al entorno.

3. Comprometerme a seguir, por lo menos, *tres* meses el programa, y luego repetirlo. Usted debe entender que el tratamiento es un proceso de aprendizaje que necesita tiempo y continuidad.

4. Planificar las *cuatro* estrategias para la alimentación:
    1. Compras y almacenamiento.
    2. Preparación e ingesta.
    3. Comidas afuera.
    4. Manejo de imprevistos.

La perseverancia es la clave para que usted cumpla con el tratamiento.

5. Hacer *cinco* minutos de caminata, varias veces al día para ir aumentando el movimiento de a poco.

6. Hacer *seis* comidas al día. Cada una de ellas con la menor cantidad de grasa y de sal posible.

7. Recordar que usted tiene por lo menos *siete* debilidades y *siete* virtudes. Usted puede elegir cuáles formarán parte de su vida:

DEBILIDADES
1. Gula.
2. Lujuria.
3. Pereza.
4. Codicia.
5. Envidia.
6. Soberbia.
7. Ira.

VIRTUDES
1. Justicia.
2. Templanza.
3. Perseverancia.
4. Fortaleza.
5. Acción.
6. Paciencia.
7. Prudencia.

8. Combatir *ocho* estados de ánimo y conductas desfavorables:

1. Depresión.
2. Ira.
3. Aislamiento.
4. Ansiedad.
5. Malhumor.
6. Aburrimiento.
7. Estrés.
8. Impaciencia.

IDEAS PARA TRABAJAR

Creer que es posible encarar sola el tratamiento.

9. Cultivar *nueve* conductas y estados de ánimo favorables:

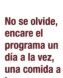

1. Optimismo.
2. Cooperación.
3. Decisión.
4. Serenidad.
5. Energía.
6. Mente abierta.
7. Buen humor.
8. Honestidad.
9. Humildad.

No se olvide, encare el programa un día a la vez, una comida a la vez.

10. Dedicar cada día *diez* minutos a registrar en forma sencilla y precisa lo que comió, cuánto se movió, las dificultades y fortalezas que tuvo.

En el capítulo siguiente usted conocerá un plan nutricional a su medida. Este sistema le permitirá perder esos kilos que le sobran a través de una manera de clasificar los alimentos sobre la base de una fórmula que tiene en cuenta aquellos más sanos y protectores que, además, la ayudarán a adelgazar.

4

Sistema C

El plan nutricional que usted necesita

- Componentes del sistema C
- Alimentos y créditos
- Rombo de los Nutrientes

Sistema C

Introducción

Existen pocos campos del conocimiento en el que se fomente la creación de soluciones irresponsables para un público que necesita y espera solución a su problema de sobrepeso.

Por esta razón es muy importante que usted no se deje engañar a la hora de evaluar cuál plan de adelgazamiento empleará. Es correcto que usted conozca y escuche las nuevas propuestas, pero esté atenta para poder optar por aquella dieta con una base científica seria y probada experiencia.

En este último tiempo se han sumando conocimientos en materia de nutrición que han transformado el modo de encarar un plan de adelgazamiento. Sobre estas bases nació el Sistema C, una manera de clasificar los alimentos según una fórmula que tiene en cuenta sus cualidades protectoras, o no, además de su utilidad para bajar de peso.

Componentes del Sistema C

De esta manera, se le otorga a cada alimento un valor denominado "crédito". La composición nutricional que hemos tenido en cuenta para la elaboración del Sistema C son:

- Calorías.
- Proteínas.
- Grasas (saturadas, trans, instauradas, Omega 3.
- Hidratos de carbono.
- Índice glucémico.
- Fibra.
- Calcio.

SISTEMA C INCLUYE:	CARACTERÍSTICAS DEL SISTEMA C VARIEDADES DE:
• Créditos	• Frutas
• Composición	• Hortalizas
• Cantidad	• Cereales integrales
• Conciencia	• Legumbres
• Caminar	• Frutas secas
• Cambios	• Semillas
• Control	• Pescados
• Continuidad	• Carnes magras
	• Lácteos descremados
	• Aceite de oliva (poca cantidad)
	• Alcohol (poca cantidad)

Calorías

Los alimentos están compuestos por nutrientes llamados:

1. Hidratos de carbono.
2. Proteínas.
3. Grasas.
4. Vitaminas.
5. Minerales.
6. Fitoquímicos.
7. Agua.

Los primeros tres tienen calorías (al igual que el alcohol, aunque no puede ser considerado un nutriente), en cambio los cuatro últimos no tienen calorías. Veamos cuántas calorías provienen de cada nutriente:

CALORÍAS QUE PROVIENEN DE CADA NUTRIENTE	
Grasa =	9 calorías/g
Alcohol =	7 calorías/g
Hidratos de carbono =	4 calorías/g
Proteínas =	4 calorías/g
Fibra =	2 colorías/g (soluble) 4 calorías/g (insoluble)
Agua =	0 calorías/g

Pero hoy sabemos que las cosas no son tan simples porque la distribución de los alimentos en el día, el tipo de hidrato de carbono, de grasa o de minerales que hay en cada uno pueden hacer que cada bocado sea más o menos "engordante" y más o menos saludable.

Por ejemplo, la carne vacuna posee proteínas de primera calidad, tiene vitamina B12 y es rica en hierro, pero no es lo mismo que usted consuma un corte magro o uno grasoso. Además, la cocción y la combinación de los alimentos también tiene importancia, ya que no es lo mismo un puré de papas que una papa hervida o que una papa hervida acompañada con una ensalada. Entonces, el contenido calórico es uno de los componentes cuando hay que asignar créditos a un alimento. O sea, a más calorías, más créditos asignados.

Además vamos a ir viendo por qué *si nos quedamos solo con las calorías haremos una evaluación incompleta del valor de un alimento.*

Hidratos de carbono

También denominados "carbohidratos" o "glúcidos", la principal función es brindar energía al organismo.

Aportan 4 calorías por gramo, y más de la mitad de las calorías diarias que se consumen provienen de esta fuente, que se encuentra presente en los alimentos en forma de azúcares, almidón o fibra.

Actualmente, la clasificación de hidratos de carbono en "simples" y "complejos" tiende a ser reemplazada por alimentos con:

> *Hidratos de carbono de absorción lenta* o bajo índice glucémico (↓ IG).
>
> *Hidratos de carbono de absorción rápida* o alto índice glucémico (↑ IG).

Índice glucémico (IG)

El índice glucémico (IG) representa cómo aumenta el azúcar en la sangre (glucemia) luego de ingerir un alimento que contiene hidratos de carbono. El índice glucémico, según su valor, se clasifica en:

> **Alto:** cuando es mayor o igual a 70.
>
> **Medio:** cuando se encuentra entre 56 y 69.
>
> **Bajo:** cuando es igual o menor a 55.

Los hidratos de carbono que se absorben rápidamente tienen un IG más alto porque producen un aumento rápido y alto de la glucemia. *Les asignamos mayor cantidad de créditos*.

En cambio, los que se absorben más lentamente, producen una suba menor y más lenta, tienen IG más bajo y; por lo tanto, *los créditos de estos alimentos también serán más bajos*.

Comer alimentos con *bajo* índice glucémico es más saludable porque evitan la elevación brusca de la glucemia (perjudicial para las arterias), que además se acompañan de una mayor liberación de insulina, hormona que facilita el depósito de grasa en el cuerpo y aumenta el apetito.

Además, como los alimentos con bajo IG disminuyen los requerimientos de insulina, ayudan a evitar los efectos perjudiciales de la resistencia a la insulina, entre los que se encuentran la enfermedad coronaria, la obesidad y la diabetes tipo 2. Por eso *les asignamos menos créditos*.

Cómo se calcula el índice glucémico de un alimento

1. Usted come la cantidad necesaria de alimento como para llegar a proveer 50 g de hidratos de carbono: pueden ser 200 g de fideos cocidos, que en su composición tienen un 25% de hidratos de carbono.
2. Durante las dos horas siguientes se le toman muestras de sangre cada 15 minutos y se mide la glucemia (azúcar en sangre) de cada muestra.
3. Se traza una curva de elevación de la glucemia en un gráfico y se calcula el área bajo la curva con un programa estadístico.

4. Todas las curvas se comparan con la curva de índice glucémico de la glucosa a la que se le asigna el valor de referencia de 100.

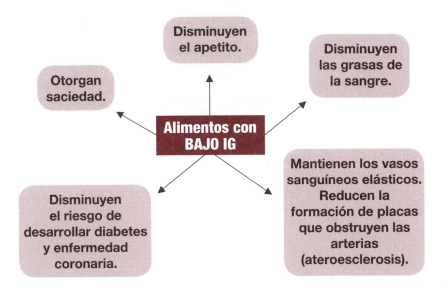

Gráfico 1
Glucosa sanguínea en función del tiempo

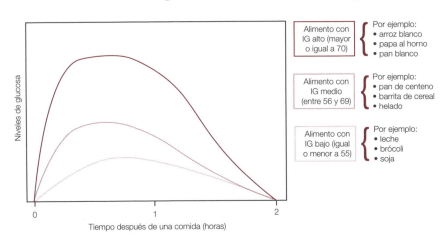

Factores que influyen en el índice glucémico de un alimento

La cocción

Por lo general la cocción aumenta el índice glucémico de los alimentos. Por ejemplo, no es lo mismo una zanahoria cocida al vapor que una rallada. En la segunda opción, el hecho de que el alimento esté crudo dificulta el trabajo del estómago, por lo tanto tarda más tiempo en ser digerido y termina por absorberse con más lentitud. Tampoco es lo mismo el arroz hervido durante 6 minutos (IG = 87), que el arroz hervido durante 16 minutos (IG = 92) ya que cuanto más se ha cocido mayor será el IG.

Una papa cocida, enfriada y luego calentada baja el IG. Lomismo ocurre con las pastas: al dente tienen un IG menor.

Combinación de grasas y/o proteínas

Las preparaciones que contienen grasas y/o proteínas hacen más lento el vaciado del estómago y el azúcar se va absorbiendo lenta y prolongadamente. De esta forma, el IG final de la preparación es menor.

Por ejemplo, una rodaja de pan, que tiene un IG alto, con queso, que tiene proteínas y grasas, disminuye su IG. Pero aunque logremos disminuir el IG no quiere decir que no engorde, porque sobre todo las grasas aportan muchas calorías.

Si solo tuviéramos que optar por el IG del alimento, las galletitas serían una mejor elección. Sin embargo, es necesario analizar el alimento como un "todo", por lo tanto como las galletitas tienen grasas disminuye el IG. En este caso, el pan sería una mejor opción a pesar de que tiene un IG más alto.

Fibra

La fibra es la parte comestible de los vegetales, y se digiere muy lentamente por lo que retrasa el vaciado del estómago y enlentece la absorción. Aporta muy pocas calorías (0 a 2 cal. por gramo). Se clasifica en:

Cuanto mayor cantidad de fibra consuma, menor cantidad de créditos tendrá.

Soluble: su principal característica es la capacidad de retener agua y formar geles, lo que provoca un retraso de la absorción de los nutrientes, razón por la cual es beneficiosa en el tratamiento de la diabetes y la obesidad dado que disminuye el índice glucémico. También brinda saciedad y ayuda a disminuir el colesterol y reducir el riesgo de enfermedades cardiovasculares.

La fibra soluble se encuentra en:

- Avena arrollada.
- Cebada.
- Legumbres.
- Pulpas de frutas.
- Pulpas de hortalizas.
- Salvado de avena.
- Semillas de lino, sésamo y girasol.

> Si usted no está acostumbrada a los alimentos con fibra, incorpórelas a su alimentación de a poco para que su organismo se acostumbre.

Insoluble: permanece casi sin cambios durante la digestión. Puede absorber y retener varias veces su peso de agua, por lo que aumenta de volumen cuando está en el intestino, estimula la movilidad intestinal y mejora su funcionamiento. Por eso, puede prevenir la constipación, los divertículos y las hemorroides.
La fibra insoluble se encuentra en:

- Cáscara y hollejos de frutas.
- Cereales integrales.
- Frutas secas.
- Hojas y tallos de hortalizas.
- Legumbres.
- Salvado de trigo.
- Semillas de lino, sésamo y girasol.

> Una dieta rica en fibra debe ir acompañada con una buena cantidad de líquidos, para que la fibra cumpla con la función de regular el tránsito intestinal.

Grasas

Las grasas constituyen entre un 25 y un 35% de las calorías que componen una dieta, y sus componentes básicos son los ácidos grasos, presentes en un porcentaje variable en cada grasa. A través de las grasas de los alimentos, incorporamos esos ácidos grasos esenciales.

Luego de su ingesta, estas grasas se almacenan en depósitos formando el tejido adiposo, que tiene múltiples funciones imprescindibles para la vida, como:

- Formar parte de la estructura celular.
- Funcionar como reserva y suministro de energía.
- Proteger y aislar distintos órganos.

- Regular funciones metabólicas.
- Transportar y absorber vitaminas solubles en grasas (A, D, E y K).

El consumo en exceso de grasas puede ser causa de múltiples enfermedades como:

- Algunos tipos de cáncer.
- Diabetes.
- Enfermedad coronaria.
- Obesidad.
- Síndrome metabólico.

Pero si las grasas se consumen con moderación, ninguna de ellas es mala en sí misma.

> **GRASAS**
>
> Mientras algunas grasas son imprescindibles y beneficiosas para la salud, otras pueden resultar perjudiciales. Pero el exceso de grasas totales, por más buenas que sean, tampoco son saludables.

Clasificación y características principales de las grasas

Grasa saturada
La grasa saturada es sólida a temperatura ambiente y promueve el aumento del colesterol total y del colesterol LDL (malo). Es la que tiene mayor predisposición a formar placas en las arterias causando su obstrucción (aterogénica), en especial la que contiene los ácidos láurico y mirístico, presentes en la manteca, la crema de leche y otros lácteos enteros.
El exceso de grasas saturadas predispone a múltiples enfermedades crónicas como diabetes, hipertensión, alteraciones del colesterol y enfermedades cardiovasculares.

Grasas "trans"
Son grasas vegetales (poliinsaturadas) que mediante la hidrogenación (proceso industrial), se vuelven sólidas a temperatura ambiente, generando mayor rigidez en el producto. Así se obtiene, por ejemplo, la margarina. Prolonga la vida útil del producto y no alteran el sabor, al contrario de los aceites hidrogenados que son menos estables y se vuelven rancios en menos tiempo.
En la clasificación del Sistema C, las grasas trans son más negativas porque son incluso más perjudiciales para la salud que las saturadas dado que aumentan el colesterol LDL (malo) y bajan el HDL (bueno); además de aumentar más que las saturadas la formación de placas en las arterias.

Fuentes de grasas trans:

- Amasados de pastelerías.
- Barrita de cereal (actualmente hay en el mercado sin grasas trans).
- Facturas.
- Galletitas.
- Golosinas.
- Margarinas y panes envasados (actualmente existen versiones en las que se reemplazan las grasas trans por el ácido graso Omega 9).
- Papas fritas.
- Pizza.

Grasa insaturada

- *Grasa monoinsaturada:* presente de forma abundante en la naturaleza tanto en el reino animal como vegetal. El principal representante es el ácido oleico (Omega 9), que ayuda a:

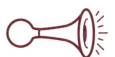

No olvide que si las grasas se consumen con moderación, ninguna es mala en sí misma.

- Mejorar los valores de presión arterial.
- Reducir el colesterol total, el colesterol LDL (malo) y aumentar el colesterol HDL (bueno).

SI bien es más caro, es conveniente incluir al menos un poco en la dieta.

- *Grasa poliinsaturada:* en este grupo se encuentran los ácidos grasos esenciales que no pueden ser sintetizados por el organismo. Como son indispensables para su correcto funcionamiento, deben incorporarse a través de la alimentación.

La grasa insaturada se encuentra en:

- Aceite de oliva.
- Aceite de girasol alto oleico o de canola.
- Aceitunas y paltas.

Ácidos grasos Omega 3 y Omega 6

Los ácidos grasos Omega 3 y Omega 6 producen en el organismo diferentes sustancias con diversas funciones. Para mantener un buen estado de salud es necesario incorporar ambos. La recomendación es consumirlos en una proporción Omega 6/Omega 3 de 5 a 1, porque cuando estos ácidos grasos esenciales se agregan a la dieta en una cantidad óptima y en una relación adecuada, muchos de nuestros órganos mejoran su función (como piel, corazón, riñones, hígado y órganos reproductivos). Además estos ácidos preparan mejor al organismo para combatir ciertos tipos de cáncer. En nuestro país la relación es casi 10 a 1.

Ácidos que componen las grasas insaturadas

LINOLÉNICO (OMEGA 3)	LINOLEICO (OMEGA 6)
PROPIEDADES	
○ Reduce el colesterol LDL (malo) y aumenta el HDL (bueno). ○ Aumenta las defensas. ○ Contribuye a una buena salud mental. ○ Hace más fluida la sangre, lo que evita complicaciones cardiovasculares.	○ Disminuye el riesgo de algunos tipos de cáncer. ○ Reduce el colesterol LDL (malo) y el HDL (bueno). ○ Forma parte de las membranas celulares.
FUENTES ALIMENTARIAS	
○ Pescados y frutos de mar. ○ Semillas de lino y chía. ○ Aceite de soja y canola. ○ Nueces y avellanas. ○ Aceites (en mayor proporción en los aceites de girasol, maíz y soja, aunque también está presente en el aceite de oliva).	○ Cereales integrales. ○ Porotos de soja. ○ Germen de trigo. ○ Semillas de girasol. ○ Frutas secas.

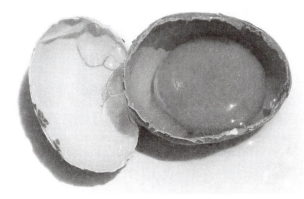

- Aumente el consumo de pescados de mar, la mejor fuente de Omega 3.
- Consuma aceite de soja y canola, frutas secas y semillas de lino y chía, ricos en Omega 3.
- Incorpore huevos y leche, ricos en Omega 3 y Omega 6.
- Incluya en su dieta aceites vegetales, naturalmente ricos en Omega 9, como aceite de oliva y de girasol alto oleico, que aunque no tienen Omega 3 contribuyen a respetar la relación recomendada.

Colesterol

El colesterol es una sustancia que está presente en todo el organismo. Una parte es producida por el cuerpo y otra se obtiene mediante la ingesta de alimentos de origen animal.

Se elabora en el hígado, y si bien es necesario para las funciones normales del cuerpo como la producción de hormonas, el ácido biliar y la vitamina D, el exceso en sangre de colesterol contribuye a la aterosclerosis y, como consecuencia, a la enfermedad cardíaca.

Los niveles altos de colesterol con frecuencia comienzan en la infancia, y algunos niños tienen un riesgo más alto debido a los antecedentes familiares.

El consumo de alimentos ricos en colesterol no es lo que más aumenta el colesterol en sangre, sino un alto consumo de grasas totales.

Por eso es tan necesario controlar el consoumo de estas grasas.

FUENTES ALIMENTARIAS DE COLESTEROL

- Aves.
- Carnes y vísceras.
- Huevos.
- Lácteos enteros.
- Frutos de mar (calamar, camarones y cangrejo).

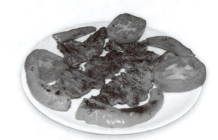

✦ La yema de huevo y las vísceras (el hígado, los riñones, la molleja y el cerebro) son ricos en colesterol. Sin embargo, no influyen significativamente el colesterol sanguíneo ni resultan perjudiciales salvo que su médico le indique lo contrario.

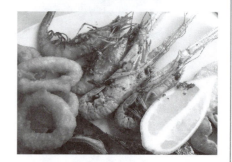

✦ El pescado por lo general tiene menos colesterol que otras carnes, pero algunos mariscos (como crustáceos, langosta, langostino) son muy ricos en colesterol, pero no influyen significativamente en el colesterol sanguíneo.

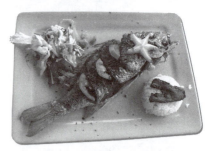

✦ Los alimentos de origen vegetal (verduras, frutas, granos, cereales, nueces y semillas) no contienen colesterol.

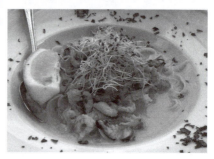

Como ya señalamos, además del colesterol proveniente de los alimentos existe el colesterol sanguíneo, producido por el organismo.

Diferencia entre colesterol "bueno" y "malo"
- El HDL (colesterol bueno) se dirige desde los distintos órganos al hígado, donde se destina a las diferentes funciones, por ejemplo, la síntesis de hormonas.
- El LDL (colesterol malo) realiza el camino inverso: del hígado va a los diferentes tejidos y órganos o se deposita en la pared de las arterias formando las placas de ateroma (ateroesclerosis).

Efectos de los distintos tipos de grasas sobre el colesterol sanguíneo

TIPOS DE GRASA	COLESTEROL LDL (MALO)	COLESTEROLO HDL (BUENO)
Saturada		
Mirístico (lácteos)	sube mucho	
Láurico (lácteos)	sube mucho	
Palmítico (carnes)	sube	
Trans		
Margarina	sube mucho	baja
Insaturada monoinsaturada		
Oleico (Omega 9) (aceite de oliva)	baja	sube
Insaturada poliinsaturada		
Linoleico (Omega 6) (aceite de girasol)	baja	baja*
Linolénico (Omega 3) (pescados grasos)	baja mucho	sube

* Consumido en grandes cantidades.

Proteínas
Después del agua, las proteínas son el elemento más abundante en el cuerpo. Aportan 4 calorías por gramo, y suministran al organismo los materiales que necesita para el crecimiento, el mantenimiento y la reparación de tejidos y músculos. Al momento de incorporarlas hay que tener en cuenta no solo la cantidad sino la calidad de este nutriente.

Las proteínas están compuestas por aminoácidos y se clasifican en:

- **Animales**
  - Tienen la proporción de aminoácidos (sustancias que favorecen las diferentes funciones corporales) que el cuerpo requiere y se aprovechan completamente por el organismo.
  - Se encuentran en carnes, lácteos (leche, yogur, queso) y huevos.

> Las proteínas de alto valor biológico son de origen animal, denominadas "proteínas completas" o "de buena calidad" ya que poseen todos los aminoácidos que nuestro organismo necesita.

- **Vegetales**
  - Si no se combinan adecuadamente no se aprovechan por completo sus aminoácidos.
  - Se encuentran en hortalizas, frutas, legumbres, semillas y cereales.

Calcio

Es el mineral más abundante de nuestro cuerpo y cumple funciones como:

- Formar y mantener huesos, uñas y dientes.
- Participar en la contracción muscular y en la coagulación de la sangre.

Además es importante para la transmisión nerviosa y bueno para:

- Reducir el riesgo de hipertensión y resistencia a la insulina.
- Prevenir la descalcificación de los huesos (osteoporosis).

> Cuanto mayor sea la cantidad de proteínas de un alimento, menor crédito tendrá.

Estudios recientes han demostrado que el consumo de calcio aportado por los alimentos aumenta, en alguna medida, la oxidación de la grasa.

Entonces, a igual ingesta de calorías es probable que se vea favorecido en el control del peso quien consuma más calcio dietario.

Consumo necesario de calcio

Para obtener el calcio necesario hay que consumir cuatro porciones diarias de lácteos. Una porción equivale a:

- Un vaso de leche descremada.
- Un yogur descremado.
- Una porción pequeña de queso fresco descremado.

- Seis cucharadas de postre de queso blanco descremado.

Principales alimentos que proporcionan calcio

- Lácteos como leche, yogur y quesos. Debido a que estos también tienen grasa que debe ser controlada, es recomendable las versiones descremadas.

Además, este mineral se encuentra en los siguiente alimentos (aunque se absorbe en menor cantidad):

- Jugos enriquecidos.
- Vegetales (berro, brócoli, acelga, hinojo, espinaca).
- Legumbres (porotos, garbanzos, porotos de soja).
- Frutas deshidratadas (orejones de higo).
- Frutas secas y semillas (almendras, avellanas).
- Semillas de sésamo.

Cuanto mayor sea el contenido de este mineral en un alimento, menor crédito tendrá.

Alimentos y créditos

A partir de los componentes nombrados, desarrollamos una fórmula por la cual le asignamos a cada alimento (o su combinación) una cantidad de créditos, o sea, un determinado valor de acuerdo con las propiedades descriptas y el tamaño de la porción.
Los nutrientes más convenientes aportan menor puntaje al alimento y suelen ser los que presentan mayor cantidad de principios protectores de la salud. Por lo tanto, resultan ideales para ser incorporados a la dieta diaria ya que contribuyen al descenso de peso y al mantenimiento de un estado saludable.
Los nutrientes menos convenientes, que en exceso son perjudiciales para la salud, son los que le aportan mayor puntaje al alimento y, por lo tanto, su consumo debe ser menor.

El Rombo de los Nutrientes

El Rombo de los Nutrientes lo ayudará a realizar la elección más saludable de alimentos.

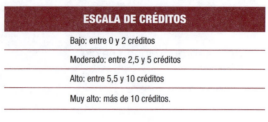

ESCALA DE CRÉDITOS
Bajo: entre 0 y 2 créditos
Moderado: entre 2,5 y 5 créditos
Alto: entre 5,5 y 10 créditos
Muy alto: más de 10 créditos.

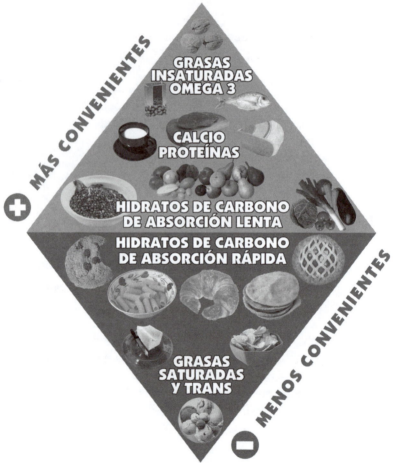

En el capítulo siguiente veremos la Casa de la Nutrición, en donde cada grupo de alimentos provee algunos de los nutrientes que su organismo necesita. Además, como la alimentación está muy relacionada con el estilo de vida, usted podrá encontrar elementos no alimenticios.

5
La Casa de la Nutrición

Pasos para una sana alimentación

- Parte principal de la Casa
- Nivel superior de la Casa
- Chimenea de la Casa
- Base de la Casa
- Otros elementos que integran la Casa
- El Árbol de la Salud
- El Trébol de los Condimentos

La Casa de la Nutrición

Si usted realiza una buena selección de alimentos, puede fácilmente cuidar de su salud y bienestar, y a la vez disfrutar de la comida.
Para eso es importante comer de manera moderada y variada alimentos que proporcionen los nutrientes que el cuerpo necesita. Para lograrlo usted podrá consumir los siguientes alimentos según sus aportes y propiedades:

- Líquidos.
- Hortalizas y frutas.
- Cereales y derivados.
- Legumbres y derivados.
- Lácteos y derivados.
- Carnes y huevo.
- Aceites y grasas.
- Azúcares.

El lugar que ocupan en La Casa de la Nutrición sugiere de qué forma puede planificar su incorporación.
Por otro lado, el modo como usted se alimenta tiene que ver con su estilo de vida, por lo que también hay en la Casa elementos "no alimenticios":

EN LA BASE DE LA CASA	ACOMPAÑANDO LA CASA
Control de peso	Sol
Salud (chequeos médicos)	Cigarrillo
Estimulación intelectual y paz mental	Comer acompañado

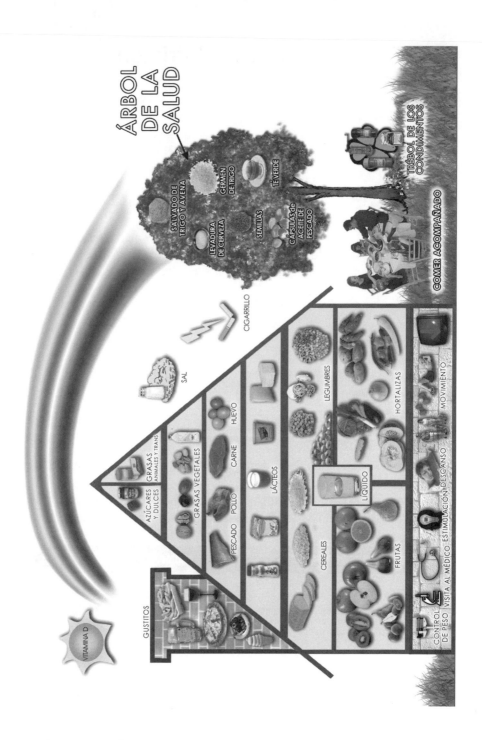

Parte principal de la Casa

Líquidos (representados por el vaso de agua)

Lo líquidos son fundamentales para:

- Limpiar el organismo de toxinas.
- Mejorar la salud, el buen funcionamiento orgánico y el aspecto de la piel.
- Ayudar a mantener la temperatura del cuerpo.

Algunos estudios señalan que beber líquidos en abundancia favorece el aumento del gasto metabólico. Beber dos litros de líquido por día puede producir un gasto calórico de aproximadamente 50-60 calorías diarias, por lo que aumentar la ingesta de líquidos favorece no solo la correcta hidratación sino que puede ayudar a la pérdida de peso.
Dentro de los líquidos recomendados se encuentran:

- Agua.
- Soda.
- Gaseosas *light*.
- Jugos *light*.
- Caldos *light*.
- Infusiones (café, té, mate).
- Gelatina bajas calorías.

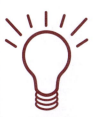

Es altamente recomendable consumir por lo menos dos litros de líquidos por día.

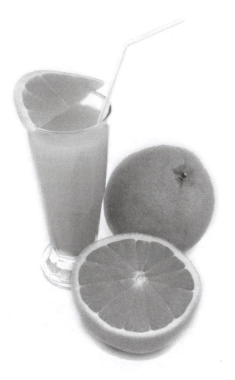

Hortalizas

Junto con las frutas, las hortalizas ocupan el mayor espacio en la parte principal de la Casa. Aportan pocos créditos/calorías y mucho volumen, por lo tanto brindan saciedad.
Son importantes para la salud porque contienen:

- Hidratos de carbono de absorción lenta.
- Fibra.
- Vitaminas.
- Minerales.
- Fitoquímicos y antioxidantes.
- Agua.

La mayoría de las hortalizas aportan entre cero y un crédito, a excepción de la papa, la batata y la mandioca que al poseer más hidratos de carbono y mayor carga glucémica, es conveniente moderar su consumo.
Se recomienda consumir cinco porciones por día entre frutas y hortalizas de todos los colores, dos de ellas en crudo.
En el caso de las hortalizas, una porción equivale a:

- un plato abundante de verduras crudas, o
- un plato abundante de verduras cocidas, o
- un plato de sopa de verduras, o
- una unidad mediana de papa o batata.

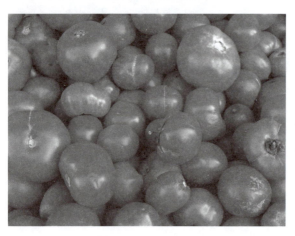

EN ESTE GRUPO SE ENCUENTRAN

Acelga, achicoria, alcaucil, ají, apio, berenjena, berro, brócoli, calabaza, cebolla, coliflor, chaucha, choclo, escarola, espárragos, espinaca, hinojo, hongos, lechuga, nabiza, nabo, palmito, palta, pepino, puerro, rabanito, radicheta, remolacha, repollito de Bruselas, repollo, tomate, zanahoria, zapallo, zapallito.

Frutas

Las frutas aportan pocos créditos/calorías, pero un poco más que las hortalizas. Son importantes para la salud porque, al igual que las hortalizas, contienen:

- Hidratos de carbono de absorción lenta.
- Fibra.
- Vitaminas.
- Minerales.
- Fitoquímicos.
- Agua.

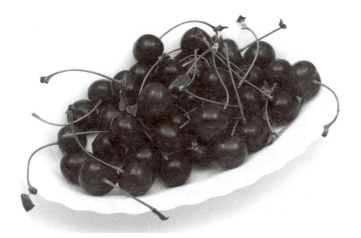

Los créditos que contienen estos alimentos resultan principalmente de la cantidad de calorías, azúcar, fibra y la velocidad con que se absorben estos azúcares. Las frutas son una excelente fuente de fitoquímicos.
Se recomienda consumir cinco porciones diarias entre frutas y hortalizas de todos los colores, dos de ellas en crudo.
En el caso de las frutas, una porción equivale a:

Conviene consumir las frutas con cáscara porque es donde está el mayor contenido de fibra.

- una fruta grande (manzana), o
- dos frutas chicas (duraznos), o
- dos rodajas de melón, sandía o ananá, o
- una taza tamaño té de ensalada de frutas o frutillas, o
- tres orejones de fruta deshidratada o un puñadito de pasas de uva, o
- cuatro mitades de fruta enlatada bajas calorías, o
- jugo natural de una fruta.

En el siguiente listado, le mostramos en orden decreciente cuáles son las frutas con menos aportes calóricos.

- *Frutas frescas y enlatadas light* (ananá, cereza, ciruela, damasco, durazno, frambuesa, frutilla, grosella, guayaba, guinda, kiwi, lima, limón, mandarina, manzana, melón, melón rocío, membrillo, mora, naranja, papaya, pera, pomelo, quinoto, sandía).
- *Frutas frescas* que aportan más cantidad de azúcar y créditos/calorías (banana, higo, uva, pelón, mango).
- *Frutas deshidratadas* aportan calorías concentradas en poco volumen debido a que el proceso de deshidratación les extrae un gran porcentaje de agua (pasas y orejones de diversas frutas frescas, ciruelas, damascos, duraznos, higos, manzanas, pelones, peras, uvas).
- *Frutas abrillantadas y enlatadas* comunes que contienen azúcar agregada por lo que son las que más créditos/caloría aportan.

Debido a su composición nutricional, las frutas secas se encuentran entre las sustancias grasas.

El arco iris

Ubicado fuera de La Casa de la Nutrición, nos recuerda que es esencial realizar una alimentación con hortalizas y frutas de varios colores como modo seguro de proporcionar al organismo todos los beneficios de sus diferentes nutrientes.
En el cuadro 1 verá según cada color los diversos beneficios que producen.

Cuadro 1

COLOR	APORTES*	FUNCIÓN**	ALIMENTOS
ROJO	• *Vitamina C.* • *Minerales:* potasio. • *Fitoquímicos:* licopeno, flavonoides (antocianinas), capsaicina.	• Fortalece el corazón, las defensas y la memoria. • Mejora el funcionamiento del tracto urinario.	• *Hortalizas:* tomate, ají rojo, cebolla colorada, rabanito y remolacha. • *Frutas:* uva rosada, sandía, cereza, frutilla, frambuesa, manzana roja y pomelo rosado.
AMARILLO NARANJA	• *Vitamina C.* • *Minerales:* potasio. • *Fitoquímicos:* carotenoides (alfa y beta carotenos, luteína, zeaxantina).	• Fortalece las defensas. • Protege la salud visual.	• *Hortalizas:* calabaza, choclo amarillo, zanahoria y batata. • *Frutas:* ananá, damasco, durazno amarillo, higo, limón, mango, melón, naranja, pera y pomelo.
BLANCO	• *Vitaminas del complejo B.* • *Minerales:* potasio. • *Fitoquímicos:* flavonoides (quercetina), alicina.	• Fortalece el corazón y las defensas. • Mantiene los niveles bajos de colesterol.	• *Hortalizas:* ajo, cebolla, choclo blanco, echalote, hongos y repollo blanco. • *Frutas:* banana, dátiles y durazno blanco.
VERDE CLARO	• *Vitaminas del complejo B.* • *Minerales:* potasio. • *Fitoquímicos:* carotenoides (betacarotenos).	• Protege la salud visual.	• *Hortalizas:* apio, chauchas y vegetales de hoja verde claro como lechuga mantecosa. • *Frutas:* lima, manzana verde y uvas verdes.
VERDE OSCURO	• *Vitaminas C y del complejo B.* • *Minerales:* potasio y hierro. • *Fitoquímicos:* carotenoides (betacarotenos), luteína.	• Fortalece las defensas.	• *Hortalizas y legumbres:* ají verde, arvejas frescas, brócoli, repollito de Bruselas, coliflor, endivia, espárrago, palta, pepino y vegetales de hojas verdes como acelga, espinaca y lechuga criolla. • *Frutas:* kiwi.
AZUL VIOLETA	• *Vitaminas C y del complejo B.* • *Minerales:* potasio. • *Fitoquímicos:* flavonoides, compuestos azufrados (ácido elágico).	• Fortalece el corazón, la memoria y las defensas. • Mejora el funcionamiento del tracto urinario. • Cuida la salud visual.	• *Hortalizas:* repollo colorado, berenjena (piel). • *Frutas:* ciruelas, frutos del bosque: arándano, grosella y mora; uvas negras.

* Todos estos alimentos aportan fibra, nutriente que ayuda a: 1) Regular los niveles de azúcar en sangre y disminuir la absorción de colesterol. 2) Prevenir enfermedades cardiovasculares y cáncer de colon. 3) Mejorar el funcionamiento intestinal previniendo la constipación.
** Todos tienen acción antioxidante y previenen ciertos tipos de cáncer.

Cereales y sus derivados

En el grupo de los cereales se encuentran: arroz, avena, cebada, centeno, trigo y sus derivados (harinas, pan, pastas, galletitas, barras de cereal, polenta, masa para tartas y empanadas).
Aportan una moderada cantidad de créditos/calorías y contienen:

- Proteínas vegetales.
- Hidratos de carbono.
- Fibra.
- Vitaminas (del complejo B).
- Minerales (fósforo, potasio, magnesio y selenio).
- Fitoquímicos.

Debido a la cantidad significativa de hidratos de carbono que brindan, aumentan el índice glucémico de la dieta. Una manera de disminuir este índice es elegir las versiones integrales (arroz integral, salvados, panes y galletas integrales), que poseen hidratos de carbono de absorción lenta y además son más ricos en vitaminas, minerales y fibra, por lo que producen mayor saciedad.

Se recomienda consumir tres a cuatro porciones diarias.
Una porción equivale a:

Para desayuno, merienda y/o colaciones:

- dos rebanadas de pan integral, o
- cuatro galletas de arroz, o
- una barra de cereal, o
- un miñón, o
- una taza tamaño té de pochoclo, o
- una taza tamaño té de copos de cereal sin azúcar, o
- seis galletitas integrales de bajo tenor graso.

Para almuerzo o cena:

- un plato tamaño postre de pastas simples o media plancha de pastas rellenas, o

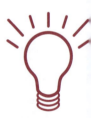

Las hortalizas y las frutas de varios colores proporcionan al organismo diferentes nutrientes.

- un plato tamaño postre de polenta en cocido, o
- una taza tamaño té de arroz en cocido, o
- una porción de tarta sin tapa (la octava parte de la tarta entera).

En el siguiente listado, le mostramos en orden decreciente cuáles son los cereales con menos aportes calóricos.

- *Cereales sin azúcar y con fibras* (son ideales para el desayuno y una excelente fuente de hidratos de carbono de absorción lenta. Además, son ricos en vitaminas, minerales, fitoquímicos y poseen un alto contenido de fibra) (cereales tipo Allbran, salvado de trigo y de avena).
- *Harinas integrales y derivados* (pan integral, galletitas integrales, fideos integrales, masas de tarta y empanada integral, prepizza integral). El arroz integral y las barritas *light* de cereal también son fuente de fibras, vitaminas y minerales, aunque en menor cantidad. Prefiera las versiones de harinas integrales y sus derivados así como barritas *light*, que poseen menos cantidad de grasa, y elija aquellas "sin grasas trans".
- *Harinas blancas (no integrales) y derivados* (pan blanco, galletitas tipo agua, fideos, pastas, masas de tarta y empanada, prepizza, harina de maíz), además del arroz blanco y los cereales con fibra y azúcar.
- *Productos de pastelería* (facturas, pastelitos, galletitas dulces). Cereales de desayuno sin fibra y con azúcar y barritas. Aportan hidratos de carbono de absorción rápida, menos fibra y alto contenido de grasas (de tipo saturada y "trans").

Legumbres y sus derivados

En el grupo de las legumbres se encuentran: arvejas, chauchas, garbanzos, habas, lentejas, porotos comunes y de soja, y sus derivados (harinas, panes, galletas, milanesas, hamburguesas, bebidas).
Aportan una moderada cantidad de créditos/calorías y contienen:

- Proteínas vegetales.
- Hidratos de carbono de absorción lenta.
- Fibra.
- Vitaminas del complejo B (excepto B12).

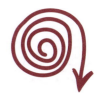

Una porción de cereales puede ser reemplazada por una porción de legumbres.

- Minerales.
- Fitoquímicos.

Se recomienda consumir una porción diaria.
Una porción equivale a:

- una taza tamaño té de legumbres en cocido, o
- una milanesa de soja, o
- dos hamburguesas de soja.

En el siguiente listado, le mostramos en orden decreciente cuáles son las legumbres con menos aportes calóricos.

- Soja y sus derivados.
- Chauchas.
- Arvejas.
- Habas.
- Garbanzos.
- Porotos comunes.
- Lentejas.

Nivel superior de la Casa

Lácteos y sus derivados

Dentro del grupo de los lácteos se encuentran la leche, el yogur y los quesos. Aportan una moderada cantidad de calorías/créditos y contienen:

Elegir preferentemente las versiones descremadas porque aportan menor cantidad de tenor graso.

- Proteínas.
- Hidratos de carbono.
- Vitaminas.
- Minerales (calcio y fósforo).

Los créditos que aportan este grupo son, en gran parte, el resultado de la cantidad de grasa que posee cada uno de los alimentos que lo conforman.

Se recomienda consumir tres porciones diarias.
Una porción equivale a:

- una taza tamaño té de leche descremada, o
- tres cucharadas tamaño postre de leche descremada en polvo, o
- un pote de yogur descremado o postre *light*, o
- seis cucharadas tamaño postre de queso blanco descremado o ricota descremada, o
- cincuenta gramos de queso semiduro descremado (del tamaño de un casete).

En el siguiente listado, le mostramos en orden decreciente cuáles son los lácteos con menos aportes calóricos.

- *Leches y yogures descremados.* Poseen bajo aportes de grasas y calorías, y son ricos en proteínas animales. Actualmente hay en el mercado leches fortificadas con fitoesteroles (sustancias de origen vegetal que disminuyen la absorción de colesterol), con fibra y Omega 3. Además, hay algunos yogures con probióticos, microorganismos benéficos que fortalecen la flora intestinal y contribuyen a mejorar las defensas.
- *Leches y yogures enteros y quesos con bajo contenido graso.* Entre ellos los untables y ricota descremados (menos de 5% grasa).
- Ricota entera y quesos semidescremados (queso port salut *light*, quesos untables semidescremados, fundidos *light*, queso en hebras *light*, dambo light y minifymbo *light*).
- *Lácteos con más grasa, colesterol y sal* (port salut y mozzarella enteros, quesos crema untables (25% de grasa) y los maduros como cuartirolo, pategrás, mar del plata, provolone, sardo, reggianito, sbring, nyfimbo y fymbo).

Carnes y huevos

Las carnes contienen:

- Proteínas.
- Grasa y colesterol.
- Vitaminas.
- Minerales (hierro, por ejemplo).

Los quesos de consistencia más blanda poseen menos cantidad de grasa y son más saludables.

Las carnes aportan una cantidad de créditos/calorías variable, según el animal, el corte y, en el caso del pollo, también dependen de la piel. En este grupo se encuentran:

Carnes blancas:
- *Pescado.* Es preferible consumir los pescados de mar por su alto contenido en Omega 3 (salmón, atún, brótola, sardina, jurel).
- *Pollo.* Conviene cocinarlo sin piel y consumir preferentemente la pechuga.
- *Pavo, liebre, conejo.*

Carnes rojas:
- *Vacuna.* Es mejor seleccionar los cortes magros (peceto, lomo, cuadril, cuadrada, nalga, paleta y vacío).
- *De cerdo* (carré, lomo).

El huevo aporta proteínas de alto valor biológico y numerosas vitaminas y minerales. La yema contiene grasas (la mayoría insaturadas) y colesterol, que según las últimas investigaciones, no afecta en gran medida el colesterol sanguíneo en personas sanas. También posee minerales (fósforo, zinc, selenio), vitaminas (A, B12, E y D) y fitoquímicos (luteína, zeaxantina).
Además, el huevo mantiene los huesos en buen estado, protege la vista, previene el cáncer de mama y no incide negativamente en la salud del corazón.

Se recomienda consumir una porción de carne y hasta un huevo por día. Una porción de carne equivale a:

- un churrasco (150 g), o
- una hamburguesa *light* o casera (hecha con carne picada magra), o
- dos rodajas gruesas de carne magra al horno, o
- un cuarto de pollo sin piel, preferentemente pechuga, o
- un filet de pescado, o
- un lata chica de atún al natural, o
- seis bastoncitos de surimi, o
- un plato tamaño postre de mariscos, o
- un bife de hígado, o
- una rodaja de lomo de cerdo.

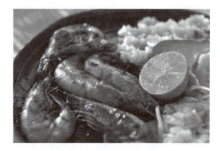

En el siguiente listado, le mostramos en orden decreciente cuáles son las carnes con menos aportes calóricos.

- *Carnes que aportan poca cantidad de grasa* (cortes magros de carne roja vacuna y de cerdo, lomo, peceto, nalga, cuadrada, carré y lomo de cerdo). Se encuentran, además, los pescados de mar y los frutos de mar ricos en Omega 3.
- *Carnes que aportan una moderada cantidad de grasa:*
  - Vacuna (vacío y hamburguesa light comercial).
  - Cerdo (chuleta).
  - Cordero (pierna).
  - *Otros alimentos con moderado contenido graso* como pescados al agua, huevo entero, seso y mondongo.
- *Carnes que aportan mayor cantidad de grasa como:*
  - Vacuna (tira y tapa de asado, matambre, bife angosto, hamburguesa comercial y molleja).
  - Cerdo (pechito).
  - Cordero (chuleta).

Comer de manera moderada y variada la ayudará a cuidar su salud.

Embutidos y fiambres
Los créditos que aportan los embutidos y los fiambre son el resultado de la cantidad de calorías y grasa que contiene cada uno. Todos los fiambres y embutidos son ricos en sodio, colesterol y grasa saturada.

En el siguiente listado, le mostramos en orden decreciente cuáles son los embutidos y los fiambres con menos aportes calóricos.

- *Fiambres que poseen bajo contenido en grasa* (jamón cocido magro, pastrón, lomito ahumado).
- *Fiambres que poseen moderado contenido en grasa* (paté *light* y salchicha *light*).
- *Fiambres que poseen alto contenido de grasa, especialmente del tipo saturada* (chorizo, morcilla, paté y picadillos, salchicha, mortadela, entre otros).

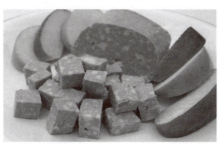

Sustancias grasas

Grasa vegetal

En el grupo de las grasas vegetales se encuentran aceites, semillas, frutas secas y aceitunas. Dentro de los aceites las mejores opciones son el de oliva y el de soja por la saludable composición de grasas que poseen.

Las grasas vegetales son beneficiosas para el organismo porque ayudan a bajar el colesterol, aunque como cualquier otro tipo de grasa, aporta muchos créditos/calorías, razón por la que es necesario controlar su consumo. También aporta vitamina E (antioxidante).

Se recomienda una porción por día, que equivale a:

- Dos cucharadas tamaño té de aceite,

+

- diez mariposas de nuez, o
- veinte almendras, o
- quince castañas de cajú o avellanas, o
- seis aceitunas.

En el siguiente listado, le mostramos en orden decreciente cuáles son las grasas vegetales con menos aportes calóricos.

- *Rocío vegetal* (grasa en forma de spray que se utiliza como antiadherente).
- *Aceites que aportan iguales calorías que los demás*, pero que por su perfil de grasas son más beneficiosos para la salud (aceite de oliva, de canola, de soja y alto oleico). En cuanto a las frutas secas, se destacan las nueces y las avellanas por ser ricas en ácidos grasos Omega 3 y otras sustancias protectoras de la salud. En el caso de las aceitunas, se destaca su contenido en grasas monoinsaturadas.
- *Resto de los aceites* (girasol, maíz, uva y mezcla).

Grasa de origen animal y trans

Dentro de las grasas saturadas y trans se encuentran: mayonesa, manteca, crema, margarina, salsa golf. Los créditos que aportan estas sustancias son el resultado de la cantidad de calorías, la grasa total y el tipo de grasa que contienen. Ambos tipos de grasa aportan muchos créditos/calorías, y como no son saludables es preferible disminuir su consumo.

Una porción (en reemplazo de las grasas vegetales) equivale a:

- una cucharada tamaño té de mayonesa común o manteca, o
- dos cucharadas tamaño té de mayonesa *light*, o
- una cucharada tamaño té de salsa golf común, o
- dos cucharadas tamaño té de salsa golf *light*, o
- una cucharada tamaño té de crema de leche.

En el siguiente listado, le mostramos en orden decreciente cuáles son las grasas animales y trans con menos aportes calóricos.

- *Versiones* light *de margarinas, manteca, mayonesa y salsa golf*. Es preferible consumir margarinas que no contienen grasas trans y que tienen agregados de fibra, Omega 3 y/o fitoesteroles.
- *Versiones comunes de margarinas, manteca, mayonesa y salsa golf*, cuya cantidad de grasa es mayor y, por lo tanto, aportan más calorías/créditos.

Azúcares, mermeladas, dulces y miel

Aportan muchos créditos/calorías en poco volumen y contienen hidratos de carbono de absorción rápida y, por lo tanto, su índice glucémico es alto.

Los créditos de los productos ricos en azúcar son el resultado de la cantidad de calorías, en ocasiones grasas que los acompañan, hidratos de carbono y la velocidad con la cual estos últimos son absorbidos en el organismo.

Las calorías que provienen de los azúcares son denominadas "vacías" porque no están acompañadas de ningún nutriente beneficioso para la salud. Es recomendable disminuir el consumo y reemplazar los azúcares por edulcorantes o elegir versiones *light* de los productos que los contengan, que pueden ser consumidos diariamente.

Una porción de azúcar equivale a:

- dos cucharadas tamaño postre de azúcar, mermelada, jalea o miel, o
- media porción del tamaño de un casete de dulce compacto de membrillo o batata.

Una porción *light* equivale a:

- cuatro cucharadas tamaño postre de mermelada bajas calorías, o
- una porción del tamaño de un casete de dulce compacto *light*.

En el siguiente listado, le mostramos en orden decreciente cuáles son los azúcares con menos aportes calóricos.

- *Edulcorantes sin calorías*, de alto poder endulzante (sucralosa, sacarina, acesulfame-k, aspartamo, estevia, ciclamato). No son perjudiciales para la salud y se pueden consumir todos por igual.
- *Productos dulces light*, que poseen menos calorías/créditos que las versiones comunes, dado que reemplazan parte del contenido de azúcar por algún edulcorante sin calorías y además se reduce el aporte en grasas (dulce de leche *light*, mermelada *light*).
- *Alimentos que aportan un alto contenido de hidratos de carbono de absorción rápida* (jalea, mermelada, miel, dulce de leche, dulces compactos, golosinas *light*).
- *Alimentos con mayor contenido de azúcar* (azúcar, golosinas).

Chimenea de la Casa

Los gustos

En la Chimenea se encuentran los gustos, que son los créditos extras de los que usted puede disponer (véase capítulo 7).
Al momento en que usted organice un plan para adelgazar, es muy importante que incluya entre tres y cinco gustos a la semana, aunque la cantidad dependerá de cada persona. Es muy importante darse gustos durante un plan para bajar de peso y disfrutar del placer de comer. Además, actúan como una válvula de escape que posibilita un mejor cumplimiento del programa. Es el premio a sus esfuerzos y no alteran en nada el resultado de la dieta.
Para evitar tentaciones, es aconsejable que ese gusto no sea el que usted sabe que le resultará difícil de controlar. Ponga en práctica la técnica básica de comer pensando y saboree cada bocado al máximo.
Otra recomendación es que trate de dejarlo para el final de la comida.

Base de la Casa

En la base de la Casa se encuentran:

- *El control del peso.* La balanza representa la importancia de alcanzar o mantener un peso corporal saludable.
- *La visita al médico.* El chequeo regular es otra herramienta que permite detectar precozmente enfermedades.
- *El estímulo y la paz intelectual.* Cuando estimulamos el cerebro este genera nuevas conexiones neuronales que le permitirán aprender a disfrutar de un nuevo estilo de vida (en el capítulo 1, pp. 26-31, usted podrá ver cómo puede aprovechar la neuroplasticidad a su favor). Y todo lo que ayude a la paz mental favorece la salud total.
- *El descanso.* Procurar un sueño reparador y un adecuado descanso también es un factor que contribuye a mantenerse sana y en peso.
- *El movimiento.* Es uno de los pilares de la salud y del cuidado del peso (lo detallaremos en el capítulo 8).

Otros elementos que integran la Casa

El arco iris, que detallamos en este mismo capítulo, p. 92.
El Sol, fundamental para el organismo ya que el antecesor de la vitamina D que ingerimos a través de los alimentos se activa cuando la piel toma contacto con los rayos solares.
La nube tormentosa, que hace referencia a la sal. Se aconseja un consumo moderado porque no solo sube la presión arterial sino que también aumenta el apetito.
El relámpago, que hace referencia al cigarrillo, la primera causa de muerte en gran parte del mundo y, entre otras cosas, favorece la obesidad abdominal. Hoy se recomienda el tratamiento con vareniclina, eficaz en el 40% de los casos.
Comer acompañada porque:

- Optimiza la calidad de la dieta y reduce el riesgo de sobrepeso.
- Favorece una mayor ingesta de alimentos nutritivos y disminuye el consumo de alimentos pobres en nutrientes.
- Promueve el sentimiento de pertenencia cuando los miembros de la familia se reúnen.
- Reduce el riesgo de comer cuando usted se siente sola.

El Árbol de la Salud

Representa una alternativas interesante para que usted complemente su alimentación diaria. En él se encuentran:

- *El salvado de trigo.* Rico en fibra insoluble, es ideal para evitar la constipación y prevenir otros trastornos intestinales. *Se recomiendan dos cucharadas soperas diarias.*
- *El salvado de avena.* Rico en fibra soluble, ayuda a disminuir el colesterol y otorga sensación de saciedad. *Se recomiendan dos cucharadas soperas diarias.*
- *Las semillas.* Fuente de grasas monoinsaturadas y poliinsaturadas, protegen la salud del corazón y el cerebro, son antioxidantes, antiinflamatorias y ayudan a aumentar las defensas del organismo. Entre ellas se encuentran las semillas de girasol, chía, lino y sésamo. Las semillas de lino y chía, además, poseen Omega 3. *Se recomiendan dos cucharadas tamaño té por día, molidas.*
- *La levadura de cerveza.* Fuente de proteínas, fibra, vitaminas del complejo B y minerales. *Se recomiendan dos cucharadas tamaño té por día.*
- *El germen de trigo.* Fuente de hidratos de carbono de absorción lenta, proteínas, fibra, ácidos grasos poliinsaturados (especialmente Omega 6), vitaminas E y del complejo B y minerales. *Se recomiendan dos cucharadas tamaño té por día.*
- *Las cápsulas de aceite de pescado.* Recomendable para quienes no consumen pescado, son ricas en grasas insaturadas, especialmente Omega 3, protegen la salud del corazón y el cerebro, son antioxidantes, antiinflamatorias y ayudan a aumentar las defensas del organismo. *Se recomiendan dos cápsulas por día.*
- *El té verde.* Ayuda a aumentar el metabolismo al promover la oxidación de las grasas, y previene enfermedades cardiovasculares y distintos tipos de cáncer. *Se pueden consumir cuatro tazas diarias.*

El Trébol de los Condimentos

Son una buena opción para que usted realce y varíe el sabor de sus comidas, y resultan un aliado indispensable a la hora de moderar el consumo de sal. Entre ellos podemos mencionar:

- *Perejil.* Combina muy bien con el ajo y el aceite de oliva.
- *Albahaca.* Ideal para mezclar con ajo, tomate, mozzarella y aceite de oliva. Se puede usar en sopas, pastas, verduras y ensaladas.
- *Romero.* Excelente para saborizar las carnes de cordero, lechón y pollo, las legumbres, y las masas saladas para panes.
- *Tomillo.* Especial para carnes y legumbres.
- *Estragón.* Combina muy bien con la crema, el jamón, las carnes y ensaladas verdes.
- *Orégano.* Ideal para el pescado, la carne asada, el pollo, las hortalizas y las legumbres, los rellenos de pastas, las salsas y como condimento para pizzas.

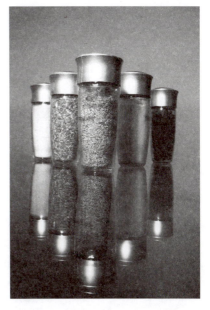

- *Salvia.* Combina muy bien con las carnes de cerdo, cordero y pescado, los lácteos, las ensaladas y las legumbres.
- *Laurel.* Ideal para estofados, salsas, adobos, vinagretas y escabeches.
- *Azafrán.* Va muy bien con hortalizas, arroz, cazuelas, pollo y paellas.
- *Clavo de olor.* Especial para carnes rojas, pastelería, frutas y compotas.
- *Jengibre.* Queda especial en preparaciones con pescados y arroz. Reemplaza muy bien la sal.
- *Ají molido.* Para saborizar carnes, hortalizas, rellenos y guisos.
- *Pimentón.* Especial para salsas, guisos y carnes.
- *Vainilla.* Excelente para saborizar y aromatizar preparaciones de pastelería, bebidas y repostería.
- *Nuez moscada.* Especial para caldos, salsa blanca, rellenos, verduras, pastelería y repostería.

En el capítulo siguiente veremos el Plato de la Alimentación, un elemento muy importante para ayudarla a organizar su alimentación y a que pueda adelgazar sin sentir hambre.

6

El Plato de la Alimentación

Adelgace comiendo

- Distribución de las comidas
- Volumen
- Calidad
- Porción
- Maneras de comer
- Péndulo de la Energía

El Plato de la Alimentación

Una herramienta muy importante para ayudarla a organizar su alimentación y poner en práctica hábitos más saludables es el Plato de la Alimentación. En las páginas que siguen le vamos a mostrar cómo se compone el plato que a diario recibe las porciones de lo que consume.
Para tener éxito con su plan de adelgazamiento es muy importante que usted haga cambios pequeños pero firmes, que perduren en el tiempo. El Plato le brindará aspectos esenciales para que alcance con éxito su meta: veremos la distribución, el volumen, la calidad (composición), la porción, la manera de comer.

Distribución de las comidas

Hacer comidas más frecuentes influye en el adelgazamiento. Distribuir la comida cada una hora y media como mínimo y tres como máximo contribuye a:

- Sentir menos hambre antes de la próxima comida.
- Disminuir el tamaño de las porciones.
- Seleccionar los alimentos que va a comer.
- Regular la secreción de insulina, ya que facilita el metabolismo de las grasas y activa el metabolismo en general.

DISTRIBUCIÓN IDEAL
Las cuatro comidas principales (desayuno, almuerzo, merienda y cena)
+
Dos colaciones en el día (a media mañana y a media tarde).

Realizar las seis comidas le permitirá no sentir hambre y encarar cada momento de la alimentación con tranquilidad. Así disfrutará del acto de comer.

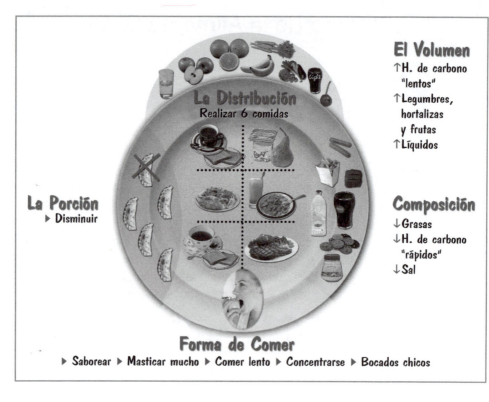

Como le explicamos en el capítulo 3 p. 58 "Momento de servir la comida", usted puede comer dos caramelos ácidos o pickles, que la ayudarán a:

- Disminuir el apetito.
- Evitar el picoteo entre comidas.
- Favorecer el aumento paulatino de insulina.

Volumen

Los cambios en su alimentación deberán mantenerse en el tiempo. Para que le resulten más sencillos es importante aumentar el volumen a través de:

- *Alimentos con hidratos de carbono de absorción lenta o de baja densidad calórica*, que aportan pocas calorías en mucho volumen como hortalizas, frutas y legumbres, que le permitirán obtener mayor saciedad.

- *Líquidos*: además de beber agua, agréguela a la preparación de comidas (en caldos, salsas *light*, gelatinas *light*) porque, según investigaciones recientes, el agua es todavía más efectiva agregada a las comidas que bebida durante ellas. Además puede consumir café, té, mate, jugos y gaseosas *light*. Los líquidos gaseosos producen más saciedad.

Calidad (composición)

Las principales fuentes de calorías responsables del aumento de peso son grasas e hidratos de carbono de absorción rápida. Disminuya el consumo de este tipo de alimentos. Para lograrlo, tenga en cuenta los cuadros 1, 2 y 3.

Cuadro 1

GRASAS	
En lugar de…	**Prefiera…**
• Leche y yogur enteros.	• Leche y yogur descremados.
• Manteca, margarina o crema.	• Queso untable descremado.
• Quesos duros.	• Queso fresco bajo tenor graso.
• Aderezos comunes.	• Aderezos bajas calorías.
• Pescado enlatado en aceite.	• Pescado enlatado al natural.
• Fiambres.	• Carne fría desgrasada.
• Mortadela, salame, bondiola.	• Jamón cocido desgrasado, lomito, pastrón.
• Helado de crema.	• Helado de agua.
• Aceite en exceso.	• Rocío vegetal en aerosol.
• Frituras.	• Plancha, hervido o parrilla.
• Hamburguesa comercial común.	• Hamburguesa casera o pollo sin piel.
• Pollo con piel.	• Pollo sin piel.

Cuadro 2

HIDRATOS DE CARBONO	
En lugar de consumir hidratos de carbono de absorción rápida	**Prefiera los hidratos de carbono de absorción lenta**
• Cereales refinados y sus derivados (pan, galletitas, pastas, arroz), papa, batata, azúcar, dulces, golosinas	• Cereales integrales, frutas secas, verduras, legumbres y semillas

Otras comidas que usted puede reemplazar son las descriptas en el cuadro 3.

Cuadro 3

ALIMENTOS	VERSIÓN COMÚN CALORÍAS	VERSIÓN *LIGHT* CALORÍAS	CALORÍAS AHORRO X DÍA	CALORÍAS AHORRO X MES
Un vaso de leche	120	65	55	1.650
Un pote de yogur	160	75	85	2.550
Queso	180 (3 daditos de provolone)	105 (3 daditos de port salut *light*)	75	300
Aceitunas	75 (5 negras)	30 (5 verdes)	45	180
Pollo	395 (con piel)	195 (sin piel)	200	800
Una lata de caballa	310 (en aceite)	215 (al natural)	95	760
Atún	245 (en aceite)	140 (al natural)	105	840
Asado	600 (tira de asado de 3 huesos)	255 (vacío)	345	1380
Salchicha	250 (parrillera)	45 (*light* a la parrilla)	205	820
Ensalada	355 (rusa)	80 (de lechuga y tomate)	275	1100
Torta de manzana	270	80	190	760
1 barrita de cereal	100	75	25	750
Una compotera de flan	215	120	95	2.850
Calorías totales de ahorro			1.795	14.740

Para disminuir el sodio:

- Lea las etiquetas de los alimentos. Compre los que tienen la leyenda "reducido en sodio", "bajo en sodio" o "sin sodio agregado".
- Reduzca el consumo de alimentos enlatados y procesados, como chorizo, mortadela, salame, jamón, sopa en polvo, pickles (si los come en exceso) y aceitunas.
- Al cocinar use las especias descriptas en "El Trébol de los Condimentos" (p. 105) para reemplazar la sal. Puede darle más sabor a sus comidas con hierbas y condimentos como pimienta, comino, menta o cilantro.
- Es mejor usar ajo y cebolla en polvo, y evitar la sal de ajo y la sal de cebolla porque contienen sodio.

- Disminuya el uso de caldos en cubito, salsa de soja y aderezos o ketchup.
- Cuando se siente a la mesa no coloque el salero y pruebe la comida antes de agregar sal.

SOLO POR HOY
Voy a comer muy pausado y pensando en la masticación.

Porción

Esta parte del Plato de la Alimentación se relaciona con la cantidad que come. Usted deberá identificar la ingesta de qué alimentos más concentrados en calorías puede disminuir. Al principio solo deberá reducir un quinto de la porción, que será suficiente para empezar a adelgazar (por ejemplo, si habitualmente come 4 empanadas, baje las porciones a 3).
Para ponerlo en práctica, preste atención al Péndulo de la Energía, que puede ayudarla a entender que es necesario ser paciente ante las oscilaciones. Siempre va a haber un día de "descontrol", no se preocupe por esto, tampoco se ilusione demasiado cuando haya logrado realizar perfectamente la dieta durante varios días.

El Péndulo de la Energía

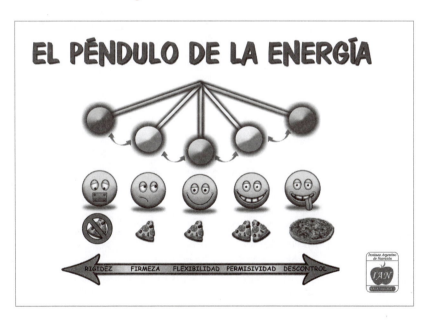

Esto tiene que ver con su flujo de energía: algunas semanas se sentirá con más energía y motivación, y podrá hacer más cambios, se sentirá con más firmeza. Otras semanas, su energía o motivación será más baja por diferentes razones. Durante estos períodos es conveniente que usted realice el cambio que le resulte más fácil de todo lo que se plantea en el Plato de la Alimentación y opte por la flexibilidad.

Es importante el orden para no alterar el resultado: consuma primero los alimentos con mucho volumen y pocos créditos/calorías (sopas, caldos, ensaladas) y luego los más engordantes.

Por ejemplo: si medimos la motivación de 1 a 10:

- Cuando está entre 9 y 10 porciones, podrá bajar de 5 a 2.
- Cuando está entre 7 y 8, podrá bajar de 5 a 3.
- Cuando está entre 5 y 7, podrá bajar de 5 a 4.
- Cuando está entre 1 y 3, podrá bajar muy poco la porción o
- tal vez nada. Si es así, podrá mantener su peso y no engordar, que también es muy valioso.

Por eso es muy importante que identifique en qué momento del tratamiento se encuentra para poder manejarse de forma rígida o flexible, según lo necesite.

Porque, si usted desea realizar un tratamiento rígido pero no puede hacer el esfuerzo, es posible que al no cumplir lo que se propone sienta frustración y se permita comer de todo, tendiendo más a la permisividad.

Maneras de comer

PENSAMIENTO POSITIVO
No voy a desesperarme si comí de más. Todo esfuerzo es gradual y valioso.

La forma de comer es otro de los cambios que puede hacer en su plato y está muy relacionada con la porción.

Como ya lo vimos cuando tratamos el "comer pensando", para disminuir la cantidad de lo que come, hágalo lentamente y coma bocados más chicos para que la señal de saciedad llegue al cerebro antes de consumir calorías que no necesita. Deguste, saboree y mastique bien todas sus comidas. Preste total atención a lo

Disminuir el contenido de sodio es fundamental; tanto la sal que agrega a la comida, como el sodio que se encuentra naturalmente en los alimentos, sobre todos los industrializados.

que está comiendo, y disfrute de todos los sabores, texturas y aromas.

Para que el tratamiento que usted está realizando tenga éxito, es recomendable:

- Prestarle atención a su flujo de energía sin engañarse a sí mismo.
- Reconocer y aceptar el esfuerzo que usted realiza aunque a veces no cubra sus propias expectativas.
- Recordar que "ser flexible" es parte de un proceso de aprendizaje; si usted conscientemente repite una y otra vez la acción, finalmente se rearmarán los circuitos cerebrales para que le resulte cada vez más fácil.

IDEAS PARA TRABAJAR

La flexibilidad es parte de un proceso de aprendizaje. Usted puede lograr que sus circuitos cerebrales se rearmen.

Para lograrlo:

- Libérese del "todo o nada". Es común que, después de una ingesta no programada, aparezca esa sensación de culpa que la incitará a repetir esas conductas. Haber dejado de lado el plan por estar en una reunión, por ejemplo, no impide que, a la ingesta siguiente, siga con lo que tenía planeado.
- Evalúe los factores que contribuyeron a eso para que la próxima vez usted pueda evitarlos.
- Prevenga el "fuera de control". Si comió de más, comience en su próxima comida con lo que tenía planeado dentro de su programa de adelgazamiento.

Con estos cambios es posible bajar entre 400 y 500 gramos semanales, que significan 1,6 a 2 kilos promedio por mes.

PRESTE ATENCIÓN A LA GRASA OCULTA!

Muchos productos alimenticios contienen grasas "no visibles" (algunos cortes de carne, embutidos, carnes enlatadas, mayonesa, productos de pastelería, galletitas, helados y golosinas (alfajores, chocolates). Razón por la cual es necesario que usted modere su consumo.

En el capítulo siguiente veremos la puesta en práctica de los créditos/calorías, es decir, la cantidad de créditos/calorías que usted necesita para bajar de peso.

7

Puesta en práctica de los créditos/calorías

- Programa para adelgazar
- Créditos diarios
- Días tipo
- Créditos extra
- Plan semanal
- Bebidas alcohólicas
- Situaciones especiales:
  - Comer fuera de casa
  - El asado
  - La picada
  - Fiestas de fin de año
  - Vacaciones

Puesta en práctica de los créditos/calorías

Programa para adelgazar

Antes de entrar en la puesta en práctica de los créditos/calorías, vamos a introducir algunas cuestiones sobre un programa para adelgazar.
Ese programa incluye un plan de alimentación que puede tener muchas variantes para que a usted pueda serle de utilidad de acuerdo con la situación por la que esté atravesando, y que puede estar determinada por distintos aspectos, entre ellos:

- Las inclinaciones personales con respecto a la flexibilidad del tratamiento.
- El grado de sobrepeso.
- El ritmo en el adelgazamiento (véase el Péndulo de la Energía, p. 113).

Estos factores influyen en el tipo de alimentación, que estará determinado por los gustos personales, y en la cantidad de créditos/calorías que debe aportar el plan, y que dependerán fundamentalmente del sobrepeso y del flujo de energía con el que cuente en ese momento.

Dieta rígida o dieta flexible

Hay personas que suelen manejarse mejor con dietas inflexibles y seguir un plan semanal estipulado como el que veremos más adelante; otras se sienten más cómodas con una mayor posibilidad de elección, como la inclusión de alimentos y preparaciones no dietéticas en cantidades moderadas (una medialuna en reemplazo del pan del desayuno, por ejemplo).
La dieta no solo debe ser adaptada y flexible en su composición alimentaria, sino que debe tener en cuenta las situaciones especiales, como el fin de semana, alguna comida en particular del día, las fiestas religiosas, las reuniones sociales, las vacaciones…

Algunas recomendaciones

Antes de comenzar cualquiera de los planes alimentarios que describiremos no olvide que:

- Las colaciones de media mañana y media tarde pueden intercambiarse de acuerdo con su gusto y practicidad.
- Si endulza las infusiones, debe hacerlo siempre con edulcorante.
- Los aderezos que puede utilizar en ensaladas y otras preparaciones son:
  - una cucharada tamaño té de aceite (preferentemente de oliva o soja);
  - vinagre, jugo de limón o aceto balsámico (a gusto);
  - una cucharada tamaño postre de mostaza o ketchup.
- Vea "El Trébol de los Condimentos" (cap. 5, p. 105) para realzar el sabor de sus preparaciones.
- Deguste un caramelo ácido o pickles un rato antes de las comidas principales.
- Antes de cada comida puede tomar un caldo *light* o sopa de verduras acompañado de:
  - una cucharada sopera de salvado de trigo o avena, o
  - una cucharada tamaño té de germen de trigo o de levadura de cerveza en polvo, o
  - semillas de lino molidas, sésamo o girasol.

Créditos diarios

La cantidad de créditos diarios que necesita para bajar de peso está directamente relacionado con su flujo de energía, o sea, con la motivación que tenga para realizar el plan.

Podemos presentar en líneas generales tres fases de tratamiento:

Usted podrá modificar gradualmente la cantidad de alimentos que consume de acuerdo con su flujo de energía.

- Fase intensiva (período de mayor motivación).
- Fase flexible (período de menor motivación).
- Fase de mantenimiento (etapa posterior al adelgazamiento en la que se alcanzó el peso posible).

CRÉDITOS DIARIOS		
Fase intensiva	Fase flexible	Fase de mantenimiento
0,30	0,35	0,50

* Estos valores representan la cantidad de créditos que se utilizan para multiplicar por el peso actual. El resultado representa el consumo diario.

Una mujer que pesa 75 kilos...
En la fase intensiva debe calcular 0,30 x 75= 22,5 créditos diarios.
En la fase flexible, el cálculo será 0,35 x 75= 26,25 créditos diarios.
En la fase de mantenimiento debe calcular= 0,50 x 75= 37,5 créditos diarios.

De acuerdo con su peso corporal, tenga en cuenta cuántos créditos le corresponden según cada fase. Le servirá para controlar lo que come y armar su propio plan de alimentación saludable.

Estas cifras son relativas, pueden variar en más o en menos. La cantidad de créditos diarios y extra estará determinada por su descenso de peso.

Mis créditos en fase intensiva: _____

Mis créditos en fase flexible: _____

Mis créditos en fase de mantenimiento: _____

Días tipo

A continuación desarrollaremos planes de alimentación que aportan la cantidad de alimentos nutritivos requeridos diariamente en una buena alimentación. Los valores en créditos/calorías de las dietas son aproximados. Ninguno de estos planes es inamovible; pueden ser modificados, reemplazando o intercambiando alimentos.

Cuadro 1
Comidas diarias

COMIDAS DIARIAS	22 CRÉDITOS / 1.200 CALORÍAS (APROX.)	27 CRÉDITOS / 1.500 CALORÍAS (APROX.)	30 CRÉDITOS / 1.800 CALORÍAS (APROX.)
DESAYUNO			
Café, té o mate	A voluntad	A voluntad	A voluntad
Leche descremada	½ taza	½ taza	½ taza
Pan integral	1 rodaja	1 rodaja	2 rodajas
Queso blanco descremado o ricota descremada	1 cda.	2 cdas.	2 a 3 cdas.
	o	o	o
Queso magro *light*	1 porción tamaño casete	1 porción tamaño casete	1 porción tamaño casete
Mermelada *light*	1 cda.	2 cdas.	3 cdas.
COLACIÓN DE MEDIA MAÑANA			
	1 yogur descremado o	Ídem	Ídem
	fruta, o		
	1 alfajor de arroz, o		
	1 pote de postre de leche, o		
	1 barrita de cereal, o cereales sin azúcar.		
ALMUERZO			
Caldo o sopa de verduras	1 plato	1 plato	1 plato
Carne	1 porción	1 porción	1 porción
Vegetales	1 plato abundante	1 plato abundante	1 plato abundante
Aceite	1 cda. tamaño té	1 cda. tamaño postre	1 cda. tamaño postre
Fruta	1 unidad mediana	1 unidad mediana	1 unidad mediana
Gelatina *light* (opcional)	1 porción	1 porción	1 porción
MERIENDA			
	Ídem desayuno	Igual al desayuno, aunque es posible sumar la cda. de queso blanco más la porción de queso magro	Igual al desayuno, aunque es posible sumar la cda. de queso blanco más la porción de queso magro

	COLACIÓN DE MEDIA TARDE		
	1 yogur descremado o	Ídem	Ídem
	fruta, o		
	1 alfajor de arroz, o		
	1 pote de postre de leche, o		
	1 barrita de cereal, o cereales sin azúcar.		
CENA			
Sopa o caldo de verduras	1 plato	1 plato	1 plato
Carne (o huevo)	1 porción	1 porción	1 porción
Vegetales	1 plato abundante	1 plato abundante	1 plato abundante
Cereales o Legumbres	2 cdas. en cocido ½ taza tamaño té en cocido	3 cdas. en cocido ½ taza tamaño té en cocido	3 cdas. en cocido ½ taza tamaño té en cocido
Aceite	1 cda. tamaño té	1 cda. tamaño postre	1 cda. tamaño postre
Fruta	1 unidad mediana	1 unidad mediana	1 unidad mediana
Gelatina *light* (opcional)	1 porción	1 porción	1 porción

Créditos "extra" semanales

Los créditos "extra" semanales le brindarán la suficiente flexibilidad para cada momento mientras lleva a cabo el plan de adelgazamiento para que usted pueda disfrutar de una o más comidas o gustos especiales por semana.

Cálculo de los créditos "extra" semanales

La cantidad de créditos "extra" semanales de los que usted dispone corresponde a la mitad del equivalente diario de créditos para utilizar por semana; por ejemplo, si debe consumir 30 créditos por día, sus créditos "extra" semanales serán 15.

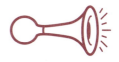

No es necesario utilizar todos los créditos "extra". Puede optar por no usarlos en su totalidad o usar solo una parte de ellos si está muy motivada o no baja de peso lo suficiente.

Estrategias prácticas para organizar su alimentación

La organización que le ofrecemos a continuación es para que ordene su alimentación de acuerdo con el cálculo de su peso posible. En la columna "Mi plan" del cuadro 2 registre la cantidad de porciones que puede comprometerse a consumir cuando comience el programa. Escriba el número que razonablemente pueda respetar. No olvide que este cambio de hábitos, como todos los cambios, será progresivo, y no necesariamente debe coincidir con las cantidades de la columna "Porciones a cubrir".

Cuadro 2

GRUPOS DE ALIMENTOS	PORCIONES A CUBRIR	MI PLAN
Hortalizas	3 a 4	
Frutas	2 a 3	
Cereales integrales y derivados.	3 a 4	
Legumbres	3 a 4	
Lácteos descremados	4	
Carnes y huevo	1 de carne + 1 de huevo	
Grasas vegetales	1 de aceite + 1 de frutas secas	
Grasas animales	1 en reemplazo de aceites (de vez en cuando)	
Mermeladas o dulces light	1	
Varios sabores	A gusto	
Suplementos	Opcional	
Líquidos	2 a 3 litros	

Ejemplos de cómo manejar las porciones diarias

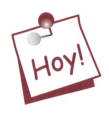

SOLO POR HOY
Voy a consumir por lo menos 2 litros de agua.

Usted puede distribuir diariamente las 3 o 4 porciones del grupo de cereales de esta manera:

- 2 porciones para el desayuno y la merienda.
- 1 porción para una colación.
- 1 porción para el almuerzo o la cena.

De este modo, la distribución sería:

- 2 rodajas de pan integral (en el desayuno).
- 1 barra de cereal (para alguna colación).
- 6 galletitas integrales (en la merienda).
- 1 taza tamaño té de arroz integral cocido (en la cena).

Otro ejemplo: su plan le indica 4 porciones diarias del grupo de lácteos. Para distribuirlos, puede elegir:

- 1 porción para el desayuno.
- 1 porción para la merienda.
- 1 porción para una colación.
- 1 porción en el almuerzo o la cena

Por lo tanto, usted puede consumir:
- 1 taza de leche descremada (½ en el desayuno y ½ en la merienda)
- 4 cucharadas tamaño postre de queso blanco descremado (2 en el desayuno y 2 en la merienda)
- 2 potes de yogur descremado (en una colación).
- 1 casete de queso magro en el almuerzo o la cena.

Ideas para su menú diario

Desayuno
- Infusión con ½ taza de leche descremada.
- 2 rodajas de pan integral con 2 cucharadas tamaño postre de mermelada *light*.
- 1 fruta cítrica.

Media mañana
- 1 pote de yogur descremado con frutas.

Almuerzo
- Caldo o sopa de hortalizas con 1 cucharada sopera de semillas de lino.
- ¼ de pollo al oreganato.
- Ensalada de repollo blanco y colorado con 1 cucharada tamaño té de aceite de oliva.

PENSAMIENTO POSITIVO

Voy a bajar de peso No solo para verme bien sino para sentirme bien.

- 1 taza tamaño té de ensalada de frutas con 5 mariposas de nueces picadas.

Media tarde
- 1 gaseosa *light*.
- 1 barrita de cereal.

Merienda
- Infusión con ½ taza de leche descremada.
- 1 tostado de pan árabe con 1 porción tamaño casete de queso fresco magro.

Cena
- Caldo o sopa de hortalizas con 1 cucharada sopera de salvado de avena.
- 1 plato tamaño postre de ravioles de verdura con salsa de tomate *light*.
- Ensalada multicolor con 1 cucharada tamaño té de aceite de soja.
- 1 postre de chocolate *light*.

Colaciones "de emergencias"

En el cuadro 3 le mostramos algunas alternativas para cuando se tiente con algo dulce o salado a la hora de comer o esté en la calle o en el trabajo. Tenga en cuenta estas alternativas porque pueden resultarle muy prácticas a modo de "botiquín de emergencias" para cuando se tienta con algo dulce o salado o la hora de comer lo encuentra en la calle, en la oficina o haciendo algún trámite.

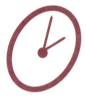

IDEAS PARA TRABAJAR

Aceptar que adelgazar es necesario para tener una mejor calidad de vida.

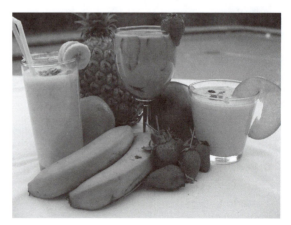

Cuadro 3

MENOS DE 2 CRÉDITOS	ENTRE 2 Y 3 CRÉDITOS	MÁS DE 3 CRÉDITOS
COLACIONES DULCES		
• 1 bananita chica cubierta de chocolate. • 1 pote de yogur descremado con frutas. • 1 barra de cereales *light*. • 1 bocadito de dulce de leche *light*. • 1 paquete de maíz inflado. • 1 vaso de licuado de frutas con leche parcialmente descremada. • 1 fruta fresca. • 1 vaso de ensalada de frutas salseada con yogur descremado. • 2 tajadas de sandía. • 1 vaso de gelatina cubierto con helado light o de agua. • 1 cuadradito de marroc *light*. • 1 paquete chico de caramelos de goma.	• 1 barra de cereales o turrón. • 1 banana. • 1 helado *light*. • 1 chocolate *light*. • 1 galletita de oblea cubierta con chocolate. • 1 pote de yogur descremado con cereales. • 1 puñado de maní con chocolate. • 5 galletitas dulces *light*. • 1 barrita de cereal con chocolate. • 1 postrecito *light*.	• 1 bananita grande cubierta de chocolate. • 1 alfajor light o 1 alfajor común simple. • 1 cono de vainilla. • 1 factura chica. • 1 paquete chico de pochoclos.
COLACIONES SALADAS		
• 1 porción tamaño casete de queso magro. • 5 aceitunas verdes o 3 aceitunas negras. • 5 bastones de surimi. • 1 platito de pickles o pepinillos. • 3 palmitos. • 2 fetas de jamón cocido.	• 2 fetas de jamón cocido magro. • 2 o 3 galletas de arroz. • 3 galletitas saladas. • 1 sándwich de rodajas finas de pan lactal con tomate y lechuga. • 2 salchichas *light*.	• "Minipicadita": 1 feta de jamón, 2 aceitunas verdes y 2 nueces. • 1 paquete individual de 25 gramos de papas fritas. • 1 paquete individual de galletitas saladas. • 1 sándwich de pan árabe con queso de máquina y tomate.

Dietas semanales

A continuación encontrará 3 planes semanales.
De 22 créditos diarios / 1.200 calorías (aproximadamente).
De 27 créditos diarios / 1.500 calorías (aproximadamente).
De 30 créditos diarios / 1.800 calorías (aproximadamente).

Es muy importante respetar el límite diario de bebidas alcohólicas.

Dieta Semanal de 22 créditos diarios / 1.200 calorías (aproximadamente)

	LUNES	**MARTES**	**MIÉRCOLES**
DESAYUNO	• Infusión con ½ taza de leche descremada. • 1 alfajor *light*.	• Infusión con ½ taza de leche descremada. • 3 galletitas de agua o de salvado de bajo tenor graso con mermelada *light*.	• 1 taza de leche descremada con cacao amargo y canela. • 1 tostada de pan integral con 1 cda. de queso blanco descremado.
MEDIA MAÑANA	• Caldo *light*. • 1 porción tamaño casete de queso magro.	• 1 pote de yogur descremado.	• Caldo *light*. • 1 rollito de jamón magro.
ALMUERZO	• 1 sándwich de pan árabe integral con pollo fileteado, lechuga, aros de cebolla, huevo, pepino y 1 cda. de mayonesa *light*. • Gelatina *light*.	• Ensalada de espinaca y rabanitos fileteados, aderezado con 1 cucharada de aceite. • 1 hamburguesa casera al orégano. • 1 naranja.	• Ensalada de palmitos, apio y zanahorias con 1 cda. de aceite. • Pescado grillé. • 1 compota mixta.
MEDIA TARDE	• 1 brochette de naranja y banana.	• 1 taza de ensalada de frutas con copete de queso blanco descremado.	• Gaseosa *light*. • 10 almendras.
MERIENDA	• Infusión con ½ taza de leche descremada. • 2 vainillas.	• Infusión con ½ taza de leche descremada. • 1 triángulo tostado de pan integral con queso fresco descremado y tomate.	• Infusión con ½ taza de leche descremada. • 2 galletas de arroz dulces con ricota descremada.
CENA	• 1 milanesa de soja. • Berenjenas al horno con salsa de tomate natural. • Pera asada con canela.	• Ensalada multicolor con 1 cucharada de aceite de oliva. • 1 empanada de verdura. • Flan *light*.	• Hortalizas al vapor con 1 cucharada de aceite. • 3 rodajas finas de peceto al horno con salsa criolla. • 1 ensalada de frutas.

Dieta Semanal de 22 créditos diarios / 1.200 calorías (aproximadamente) (cont.)

	JUEVES	VIERNES	SÁBADO	DOMINGO
DESAYUNO	• Infusión con ½ taza de leche descremada. • 3 galletitas dulces *light*.	• Infusión de ½ taza de leche descremada. • 4 tostadas de pan francés con queso untable descremado.	• Infusión de ½ taza de leche descremada. • 2 tostadas de pan integral *light* con 1 cda. de queso blanco y 1 cda. de mermelada *light*	• Infusión de ½ taza de leche descremada. • 2 galletitas de arroz con ricota descremada.
MEDIA MAÑANA	• 1 cortado con edulcorante. • 3 orejones.	• Infusión. • 1 barrita de cereal *light*.	• Caldo *light*. • 1 feta de queso dambo *light*.	• 1 taza de ensalada de frutas con 1 cda. de semillas de lino.
ALMUERZO	• 1 plato tamaño postre de tallarines con salsa de tomate y albahaca. Ensalada mixta con 1 cucharada de aceite. • Aspic (gelatina con frutas).	• Ensalada de hojas verdes (berro, radicheta, lechuga) con 1 cda. de postre de aceite. • 1 bife de lomo chico a la plancha • Ensalada de fruta.	• Ensalada de chaucha, zanahoria y huevo con 1 cda. de postre de aceite • Pechuga de pollo grillé (100 g) • 1 pera al horno.	• 1 filete de merluza al horno con zanahorias gratinadas con 1 porción tamaño casete de queso port salut *light*. • 1 mandarina.
MEDIA TARDE	• Infusión. • 1 barrita de chocolate amargo.	• 1 pote de yogur descremado con trozos de fruta.	• 1 racimo de uvas.	• 1 cortado. • 2 ciruelas deshidratadas.
MERIENDA	• Infusión con media taza de leche descremada. • 1 tostada de pan integral con 2 fetas de queso de máquina.	• Infusión con ½ taza de leche descremada. • 2 bay biscuit.	• 1 licuado con dos duraznos *light* con agua. • 1 barrita de cereal.	• Infusión con ½ taza de leche descremada. • 1 tostada de pan integral con 1 cda. de dulce de leche *light*.
CENA	• Ensalada de repollo blanco y colorado. • 1 porción de tortilla de zapallitos con 1 huevo y 2 claras. • 2 mitades de fruta en almíbar *light*.	• 1 porción de tarta con masa *light* de espinaca y zanahoria con 1 sola tapa. • Ensalada de tomate y remolacha con 1 cda. tamaño postre de aceite. • 1 pomelo.	• Brócoli, coliflor y rodajas de calabaza con 1 cda. sopera de aceite de oliva. • Timbal de arroz integral y atún. • Gelatina *light* con naranja.	• Ensalada de tomate y brotes de soja con 1 cda. de aceite. • 2 mitades de zapallitos rellenos con su pulpa, choclo y queso blanco. • 1 manzana.

Dieta Semanal de 27 créditos diarios / 1.500 calorías (aproximadamente)

	LUNES	MARTES	MIÉRCOLES
DESAYUNO	• Infusión con 1 taza de leche descremada. • 2 tostadas de pan integral con 1 cda. sopera de queso untable descremado.	• Infusión con 1 taza de leche descremada. • 4 galletitas integrales con 1 cda. sopera de mermelada *light*.	• Infusión con 1 taza de leche descremada. • 4 galletitas integrales con 1 cda. sopera de queso blanco descremado.
MEDIA MAÑANA	• 1 taza de ensalada de frutas con tres nueces picadas.	• 2 mitades de durazno en almíbar *light* con una cda. de dulce de leche *light*.	• 1 pote de yogur descremado con 1 cdita. de semillas de chía molidas y 1 cda. de pasas de uvas.
ALMUERZO	• Ensalada de remolacha y zanahoria. • Abadejo al horno con colchón de vegetales. • 1 gelatina *light* con frutas.	• Ensalada de radicheta y ajo. • Pastel de calabaza y carne. • 1 manzana asada con canela.	• Ensalada de espinaca y tomates secos. • Zapallitos rellenos con carne picada, pulpa de zapallito, zanahoria, tomate y choclo, bañados con salsa blanca *light*. • 1 durazno.
MEDIA TARDE	• 1 pote de yogur descremado firme con trozos de naranja.	• Infusión. • 1 turrón.	• Infusión. • 1 fruta fresca a elección.
MERIENDA	• Leche descremada con 2 cdas. de avena. • 1 tostada de pan integral con mermelada *light* y queso descremado.	• Infusión con edulcorante • 1 pote de yogur con cereales. • Fruta en trozos al plato.	• Infusión con 1 taza de leche descremada. • 3 bay biscuit.
CENA	• Ensalada de tomate, palta y cebolla aderezado con aceto balsámico. • Milanesa de pollo al horno. • 1 pera.	• Ensalada de repollo blanco y colorado, hinojo y cebolla morada, porotos negros o lentejas y trozos de pollo, acompañada de vinagreta de cilantro. • 1 banana.	• Ensalada de tomate y albahaca con aceto balsámico. • Fideos penne rigatte con salsa blanca *light* y champiñones. • 1 rodaja de melón.

Dieta Semanal de 27 créditos diarios / 1.500 calorías (aproximadamente) (cont.)

	JUEVES	**VIERNES**	**SÁBADO**	**DOMINGO**
DESAYUNO	• Infusión con 1 taza de leche descremada. • 4 galletitas integrales con 1 cda. sopera de mermelada *light*.	• Infusión con 1 taza de leche descremada. • 4 tostadas de gluten con 1 cda. sopera de ricota descremada.	• 1 vaso de leche chocolatada *light* (de leche descremada más una cucharada de cacao amargo). • 1 tostada de pan integral con queso blanco descremado y dulce de leche *light*.	• Infusión con 1 taza de leche descremada. • 4 galletitas dulces *light*.
MEDIA MAÑANA	• 1 bebida saborizada *light*. • 1 banana.	• Infusión. • 2 rodajas de ananá en almíbar *light*.	• Infusión. • 1 barrita de cereal con chocolate.	• 1 pote de yogur descremado firme con almohaditas de avena (½ taza).
ALMUERZO	• Arroz integral con vegetales al wok (morrones, zapallitos, brotes de soja, berenjenas). con salsa de soja. • Pera en almíbar *light*.	• Ensalada de vegetales crudos. • Sándwich de atún (con mayonesa *light*, lechuga, tomate). • 1 mandarina.	• Ensalada de tomate y rúcula. • Revuelto de verduras con queso fresco magro. • 2 kiwis.	• Ensalada cruda de preferencia con vinagre y aceite. • 1 plato chico de tallarines con brócoli y queso 0% de grasa. • 2 ciruelas.
MEDIA TARDE	• 1 postre de leche *light*.	• 1 pote de yogur descremado con 1 cda. de salvado de trigo.	• 2 mitades de fruta en almíbar *light* con 5 almendras picadas.	• 1 taza de frutillas.
MERIENDA	• Licuado de fruta y leche. • Infusión con edulcorante. • 4 galletitas de sésamo, mermelada *light* y queso blanco descremado.	• Infusión con 1 taza de leche descremada. • 1 alfajor *light*.	• Infusión con 1 taza de leche descremada. • 4 galletitas de sésamo con queso blanco descremado.	• Infusión con 1 taza de leche descremada. • 2 galletitas de avena y pasas de uva.
CENA	• Ensalada de apio, zanahoria y tomate con una cdita. de aceite. • Medallón de lomo. • 1 durazno.	• Ensalada de calabaza al horno, espinaca fresca, tomates secos y vinagreta de semillas de lino. • Milanesa de soja. • 1 porción de postre *light*.	• Ensalada de lechuga, cebolla y remolacha. • 1 batata asada. • Filete de merluza al limón. • Ensalada de frutas con 1 bocha de helado *light*.	• Ensalada de tomate, huevo duro, choclo, zanahoria, rúcula • 3 rodajas de peceto en tiras condimentada con pimienta y orégano • 1 taza de compota de manzana y pera.

Dieta Semanal de 30 créditos diarios / 1.800 calorías (aproximadamente)

	LUNES	MARTES	MIÉRCOLES
DESAYUNO	Infusión con ½ taza de leche descremada y 2 tostadas de pan integral con dos fetas de queso de máquina.	Infusión con ½ taza de leche descremada y 4 galletitas *light*.	Infusión con ½ taza de leche descremada y 1 pancito negro con mermelada *light*.
MEDIA MAÑANA	Infusión y una mandarina.	Cortado y tres orejones de ciruela.	Caldo *light* y un casete de queso port salut *light*.
ALMUERZO	Ensalada de lechuga y zanahoria. Merluza al horno con vegetales en juliana (berenjena, morrón, zanahoria, cebolla). Dos mitades de duraznos en almíbar *light*.	Papa mediana con cáscara al horno rellena con queso port salut *light* y salsa de tomate, cebolla y ajo. Ensalada de espinaca y hongos. 1 flan *light*	¼ pollo sin piel al horno con limón y puré de calaza y brócoli. 1 mandarina.
MEDIA TARDE	Infusión y tres orejones de ciruela.	Infusión y un turrón.	1 yogur descremado con una cda. de pasas de uvas.
MERIENDA	Infusión con ½ taza de leche descremada y tres tostadas de gluten con mermelada *light*.	Infusión con ½ taza de leche descremada y 2 tostadas de pan integral con queso blanco descremado.	1 vaso licuado de banana con leche descremada y 10 almendras.
CENA	Fideos con salsa fileto. Ensalada de repollo, zanahoria y tomate. Ensalada de frutas.	Rolls de masa *light* de atún al natural, tomate y zanahoria. Berenjenas grilladas con provenzal. Brochette de banana y naranja.	Milanesa de soja con vegetales al wok (berenjena, zapallitos, brotes de soja, cebolla y ají). Postre de chocolate *light*.

Dieta Semanal de 30 créditos diarios / 1.800 calorías (aproximadamente) (cont.)

	JUEVES	**VIERNES**	**SÁBADO**	**DOMINGO**
DESAYUNO	• Infusión con ½ taza de leche descremada y 2 galletas de arroz con mermelada *light*.	• Infusión con ½ taza de leche descremada y 2 tostadas de pan integral *light* con mermelada *light*.	• Infusión con ½ taza de leche descremada y 1 tostado de pan integral con queso magro.	• Infusión con ½ taza de leche descremada y 2 galletas de arroz.
MEDIA MAÑANA	• 1 yogur descremado con muesli.	• Infusión y 5 mariposas de nuez.	• 1 vaso de jugo multifruta *light* y 3 orejones de durazno.	• Cortado y una barrita de cereal.
ALMUERZO	• Guiso de lentejas y vegetales (calabaza, zanahoria, cebolla, ají y tomate). • Ensalada de hojas verdes. • 1 pomelo rosado.	• ¼ pollo relleno con ají, zapallitos y cebolla. • Ensalada de remolacha y lechuga. • 1 banana chica.	• 2 salchichas *light* con panaché de verduras (calabaza, zanahoria, zucchini y cebolla). • 1 racimo de uvas.	• 2 mitades de zapallitos rellenos con carne picada magra. • Ensalada de repollo, zanahoria y apio. • Pera en compota con canela.
MEDIA TARDE	• Infusión y 1 barrita de cereal *light*.	• 1 yogur descremado con frutas.	• Gelatina *light* con frutas.	• 1 arroz con leche *light*.
MERIENDA	• Infusión con ½ taza de leche descremada y 2 tostadas de pan integral *light* con queso blanco descremado.	• Infusión con ½ taza de leche descremada y 2 tostadas de pan integral *light* con mermelada *light*.	• Infusión con ½ taza de leche descremada y 3 galletitas *light* con mermelada *light*.	• 1 jugo exprimido de 2 naranjas y una pizzeta de pan lactal integral *light* con queso por salut *light* y tomate.
CENA	• 1 bife desgrasado a la plancha con ensalada de chauchas y ½ huevo duro. • Cóctel de frutas *light*.	• Budín de acelga y zanahorias con queso descremado y clara de huevo. • Ensalada de remolacha y lechuga. • 1 mousse de limón *light*.	• Tarta de brócoli y cebolla con 1 tapa de tarta *light*. • Ensalada de rúcula y tomate cherry. • 1 manzana asada.	• 1 plato tamaño postre de ravioles de verdura con salsa filetto. • Ensalada de hinojo, manzana verde y palmitos. • Postre de leche light con 2 mariposas de nuez picadas.

Bebidas alcohólicas

Dado que muchas personas suelen acompañar las comidas con vino, o toman un aperitivo antes o un whisky en la sobremesa, incluimos la siguiente tabla que contiene el valor en calorías/créditos de este tipo de bebidas.
Las ordenamos de acuerdo con los niveles de la pirámide de bebidas alcohólicas. Sin embargo, el aporte de créditos/calorías puede no seguir un aumento escalonado debido a que la cantidad de cada bebida –la graduación alcohólica– es diferente. Por ejemplo: el whisky aporta 2,75 créditos/112 cal. en 50 cc, mientras que el vino aporta 2,25 créditos/120 cal. en una medida 3 veces mayor: 150 cc.

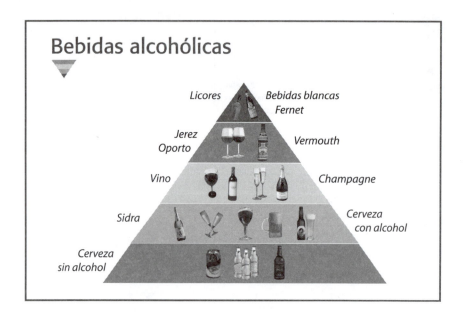

Situaciones especiales

En toda dieta que usted encare se encontrará con situaciones especiales que pueden representar una dificultad a la hora de cumplir con el tratamiento, ya que controlar la ingesta de calorías en fiestas, cenas con amigos o vacaciones es complicado. Pero estas situaciones son una buena oportunidad para practicar los nuevos hábitos que usted ha estado aprendiendo y así pasar un momento agradable.

La comida fuera de casa

Si usted trabaja y come habitualmente afuera, tenga presente que en general las comidas de un restaurante son más ricas en calorías y grasas que las comidas caseras. Sin embargo, usted puede elegir alternativas más sanas y livianas. A continuación, usted podrá comparar dos tipos de menú diferentes.

MENÚ TIPO		
ALIMENTO	CRÉDITOS	CALORÍAS
Mayonesa de ave.	5	265
Milanesa de carne frita.	8,5	325
Papas fritas.	13	270
2 bochas de helado de crema.	11	370
1 vaso de gaseosa.	3	100
TOTAL	40,5	1.330

MENÚ *LIGHT* 1		
ALIMENTO	CRÉDITOS	CALORÍAS
Ensalada capresse (tomate, queso y albahaca).	4,5	250
Filete de merluza con panaché de verduras al vapor o grilladas.	3	240
Ensalada de frutas.	2,25	90
1 vaso de gaseosa *light*.	0	0
TOTAL	9,75	580

Si usted elige esta opción ahorra 30,75 créditos (750 calorías) respecto al menú tipo.

MENÚ LIGHT 2		
ALIMENTO	**CRÉDITOS**	**CALORÍAS**
1 rodaja de melón con 2 fetas de jamón cocido.	3,5	130
Peceto con salsa de champiñones y ensalada de rúcula y tomate con una cda. tamaño postre de aceite de oliva.	5	285
Una copa grande de frutillas.	1	70
1 vaso de gaseosa *light*.	0	0
TOTAL	9,5	485

Si usted elige esta opción ahorra 31 créditos (845 calorías) respecto al menú tipo.

El asado

Planificar y elegir las mejores opciones es la mejor manera de no privarse de este plato tan tradicional y exquisito.
Veamos algunas alternativas.

ASADO TIPO		
ALIMENTO	**CRÉDITOS**	**CALORÍAS**
Tres costillas de asado.	18	600
1 porción de vacío.	7,5	300
1 chorizo.	9	340
1 molleja.	16	480
1 porción chica de papas fritas.	13	320
2 copas de vino.	4,5	240
TOTAL	68	2.228

ASADO *LIGHT*		
ALIMENTO	CRÉDITOS	CALORÍAS
1 porción de vacío.	7,5	300
1 chorizo.	9	340
Ensalada mixta con una cda. tamaño postre de aceite de oliva.	2	90
1 copa de vino.	2,25	120
TOTAL	20,75	850

Si usted elige esta opción ahorra 47,25 créditos (1.430 calorías) respecto al asado tipo.

La picada

Aquí le brindamos algunas opciones para que usted pueda disfrutar de una velada agradable con sus amigos o simplemente darse un gusto sin necesidad de descuidar su plan.
Veamos algunas de esas opciones.

PICADA TIPO			
ALIMENTO	CANTIDAD	CRÉDITOS	CALORÍAS
Queso (provolone)	100 g (6 daditos)	10	360
Salame	100 g (8 daditos)	7	350
Jamón cocido	120 g (6 daditos)	5	200
Chizitos	1 taza de té	4,75	115
Palitos	1 taza de té	8	230
Papa fritas de copetín	1 taza de té	7,50	215
Maní	2 cdas. Soperas	3,50	120
Pan blanco	2 mignones chicos (50 g)	2,25	135
Empanadas (jamón y queso)	2 unidades	11	480
Aceitunas (negras)	50 g (10 unidades)	5	150
Gaseosa (común)	2 vasos	6	210
Aperitivo (Vermouth-15% alcohol)	2 vasos	5	200
TOTAL		75	2.765

PICADA LIGHT			
ALIMENTO	CANTIDAD	CRÉDITOS	CALORÍAS
Queso (magro)	100 g (6 daditos)	2	100
Salame	50 g (4 daditos)	3,5	175
Jamón cocido	60 g (3 daditos)	2,5	100
Chizitos	1 taza de té	4,75	115
Palitos	½ taza de té	4	115
Papa fritas de copetín	½ taza de té	3,75	107,5
Maní	1 cda. sopera	1,75	60
Pan blanco	1 mignon unidad chica (25 g)	1	65
Empanadas (verdura)	1	2	120
Aceitunas (verdes)	50 g (10 unidades)	2,5	60
Gaseosa (*light*)	2 vasos	0	5
Aperitivo (amargo serrano *light*)	2 vasos	0	6
TOTAL		27,75	1.028,5

Si usted elige esta opción ahorra 47,25 créditos (1736,5 calorías) respecto a la picada tipo.

Las fiestas de fin de año

Recuerde que no es imprescindible comer y beber todo lo que vea sobre la mesa, por lo tanto, también en esta época, comprométase con su plan de adelgazamiento sin dejar de disfrutar.

MESA DULCE TIPO			
ALIMENTO	CANTIDAD	CRÉDITOS	CALORÍAS
Pan dulce	100 g (1 rodaja mediana)	11	400
Postre de pasta de maní (tipo mantecol)	50 g (2 trozos chicos)	8	265
Turrón de navidad de maní o almendras	1 porción mediana	3,5	115
Confites de maní con chocolate	20g (2 paquetes chicos)	6	220
Garrapiñadas	2 cdas. Soperas o 20 unidades	4	150
Nueces	10 mariposas	3	140
Champagne (dulce)	2 copas	7	350
Gaseosa (común)	2 vasos	6	210
TOTAL		48,5	1.850

MESA DULCE *LIGHT*			
ALIMENTO	CANTIDAD	CRÉDITOS	CALORÍAS
Pan dulce	80 g (1 rodaja chica)	8,5	320
Postre de pasta de maní (tipo mantecol)	25 g (1 trozo chico)	4	132
Turrón de navidad de maní o almendras	1 porción chica	2,75	90
Confites de maní con chocolate	20 g (1 paquete chico)	3	110
Garrapiñadas	10 unidades	2	75
Nueces	5 mariposas	1,5	70
Champagne (dulce)	1 copa	3,5	175
Gaseosa (*light*)	2 vasos	0	5
TOTAL		26,75	977

Si usted elige esta opción ahorra 21,75 créditos (873 calorías) respecto a la mesa dulce tipo.

Las vacaciones

Está de vacaciones, relajada y descansada. Pero no olvide que usted es la que está de vacaciones, no su dieta. Para seguir con éxito su plan de adelgazamiento, aproveche estas opciones *light* y no olvide lo que ya le comentamos cuando va a un restaurant o prepara un asado o la invitan a una picadita.

VIANDAS *LIGHT* PARA LA PLAYA		
OPCIÓN 1	**CRÉDITOS**	**CALORÍAS**
2 empanadas de verdura. 1 cartoncito de jugo de soja *light*. 1 postre de leche *light*.	7,5	400
OPCIÓN 2		
1 sándwich de pan árabe con 1 pechuga de pollo fileteada, tomate, lechuga y 1 cda. tamaño postre de mayonesa *light*. 1 gaseosa *light*. 1 fruta de estación.	9	360
OPCIÓN 3		
Ensalada de atún, tomate, zanahoria y arroz integral con 1 cda. tamaño postre de mayonesa *light*. 1 agua mineral saborizada. 1 banana chica.	10	460
OPCIÓN 4		
1 sandwich de jamón y queso (1 feta cada uno) con pan de salvado y rúcula. 1 gaseosa *light*. Ensalada de frutas sin azúcar.	12	330

En el capítulo siguiente usted podrá tener un panorama de por qué debemos hacer actividad física y cuáles son sus beneficios; podrá conocer algunas estrategias para combatir el sedentarismo y cómo alcanzar los objetivos, además de una serie de ejercicios que usted puede realizar.

8

El movimiento

- Por qué debemos hacer actividad física
- Estrategias para combatir el sedentarismo
- Cómo alcanzar los objetivos
- Ejercicios que usted puede realizar
- Algunos beneficios de la actividad física
- Qué hacer antes de comenzar con una actividad física

El movimiento

Por qué debemos hacer actividad física

Las actividades diarias no proporcionan al organismo el grado de movilidad necesario para evitar el envejecimiento prematuro y el aumento de peso.
Las condiciones de vida cambiaron, nos pasamos horas sentados viendo televisión, frente a una computadora o trabajando detrás de un escritorio, de modo que es importante crear un patrón de movimiento para combatir el sedentarismo. Hacer ejercicios le evitará:

- El deterioro acelerado del organismo.
- El aumento del tejido adiposo.
- La disminución y pérdida del tono de la masa muscular.
- El endurecimiento de las arterias.
- La pérdida de eficiencia en el trabajo cardíaco.
- El aumento de grasas en la sangre.
- El insomnio.
- El nerviosismo.
- La depresión.
- La ansiedad.

Muchas mujeres no han encontrado una forma de moverse que les resulte realmente placentera y sostenible en el tiempo; además prefieren no hacer actividad física porque la asocian con rutinas extenuantes, gastos, tiempo y también porque se aburren.
Además, incluir el ejercicio regular como parte de un estilo de vida saludable es un cambio de hábito que puede necesitar motivación (en especial para quienes creen que no disfrutan de la actividad física).
Como cualquier programa, el de la actividad física es bueno solo si se sigue, y en ocasiones no es fácil cambiar de hábitos.

Pero hace tiempo que la actividad física se ha modificado. Es más, incluso bajos niveles de actividad, acumulados a lo largo del día, pueden ser igualmente beneficiosos para la salud y para bajar de peso.

Esta nueva forma de encarar la actividad física permite que usted pueda realizar movimientos tanto en su casa, en la calle o en el trabajo, y en cualquier momento del día.

Le mostraremos cómo aumentar sus movimientos sin necesidad de creer que únicamente los niveles exigentes de actividad dan resultados.

Además, le mostraremos lo importante que es estar activa y de qué manera establecer objetivos reales que le permitan ponerse en marcha y medir sus progresos.

Movimiento consciente: mente-cuerpo

Moverse también está relacionado con la respiración, con dirigir la energía y la atención, con jugar y trabajar, con desplazarse a través de sentimientos, emociones y expresar sus estados de ánimo, es decir, conectarse con usted misma.

Respiración
Inhale y exhale, vea cómo llena o vacía sus pulmones; qué sucede con su abdomen y con su diafragma mientras lo hace, cómo reacciona su cuerpo a la inspiración y la espiración.

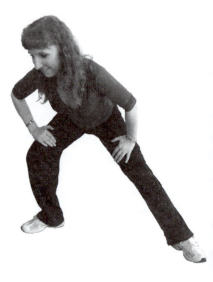

Control consciente de su cuerpo
Tenga en cuenta la posición del cuerpo en el espacio: la piel, las palmas de las manos, las plantas de los pies y otros sentidos que colaboran en comunicarle al cerebro la tensión de los músculos y los cambios de peso en cada movimiento.

Búsqueda de la precisión
La efectividad de los ejercicios depende de la precisión de cada movimiento, que se perfecciona con concentración, paciencia y práctica.

Aprender a moverse pensando es una experiencia diferente porque no se basa en las repeticiones ni en los movimientos automáticos. El movimiento requiere que usted esté mental y físicamente disponible.

Disfrute con cómo su cuerpo responde ante una mejor postura, cómo se torna más flexible, cómo se tonifica y adelgaza, cómo se relaja…

Estrategias para combatir el sedentarismo

Hay muchos tipos de actividad física, y seguramente usted encontrará la opción que le resulte más conveniente según sus preferencias y su rutina Es probable que hacer ejercicios no sea lo que más le agrade, pero, al igual que una buena dieta, hay que realizar movimientos y ser consecuentes para obtener resultados beneficiosos para su salud. El ejercicio físico no es exclusividad de jóvenes y adolescentes. Por el contrario, la sensación de estar "envejeciendo" disminuye significativamente a medida que el cuerpo comienza a entrenarse.

Para comenzar:

- Realice actividades cotidianas específicas (barrer, caminar, pasear al perro, hacer compras) en sesiones de 10 minutos en distintos momentos del día.
- Cuando mire TV levántese y estírese en cada comercial o cada 15 minutos.
- Realice movimientos mientras está sentada (estirar brazos y piernas, por ejemplo)
- Cuando pueda, camine hasta la otra oficina en vez de mandar un mail o llamar por teléfono.
- Suba y baje las escaleras en lugar de usar el ascensor.
- Tome un breve descanso de 5 minutos por cada hora que permanezca sentada para caminar un poco y/o estirarse.
- Camine hasta la escuela en lugar de llevar a los chicos en auto o estacione unas cuadras antes.
- Baje del colectivo tres paradas antes.
- No pida que le alcancen todo, levántese cada vez que necesita algo o alcánceselo a los demás.
- Al salir del trabajo, camine unas cuantas cuadras antes de tomar el colectivo o subir al auto.

IDEAS PARA TRABAJAR

Si hace alguna actividad, pero no en forma regular, intente darle continuidad a sus esfuerzos.

Una vez que ha logrado estos objetivos cotidianos que solo la obligan a variar un poco su rutina:

- Realice ejercicios en el agua, bicicleta fija o móvil.
- Haga caminatas programadas (por ejemplo dé vueltas a la plaza durante 15 minutos, mientras escucha su música preferida).
- Adecue su rutina de acuerdo con el clima. Si lo desea, haga caminatas cuando está fresco y súbase a la bicicleta fija cuando llueve o hace frío, pero no abandone la rutina.
- Planifique actividades que incluyan el entorno (amigos, pareja, familia).
- Busque recursos para disfrutar de la actividad, como escuchar música mientras ejercita, cambiar de lugar, aprender algún tipo de danza (folclore, tango, salsa), variar las rutinas.
- Quede de acuerdo con una amiga para aumentar el compromiso.
- Haga dos a tres veces por semana, preferentemente en un horario fijo, ejercicios con un profesor y, si puede ir a realizar la actividad con una amiga, mejor.
- Lleve un registro de los objetivos y logros.

Tenga en cuenta que para sostener una actividad regular la clave está en poner en práctica un ejercicio que disfrute (gimnasia, algún deporte, caminatas, baile, o algo que le resulte placentero y recreativo).

Una vez que se haya decidido, empiece progresivamente. No busque recuperar el tiempo perdido, vaya de a poco, paso a paso. Y verá los resultados.

Cómo alcanzar los objetivos

Practique varias de estas sugerencias simultáneamente para quebrar el sedentarismo, que tanto daño le hace.

Gran parte del éxito en lograr los objetivos está en elegir la acción adecuada que permita lograrlos.

Los objetivos son metas que usted se propone cumplir. Para eso, necesita de su compromiso sostenido en el tiempo.

Por otra parte, pensar en esos objetivos y alcanzarlos es una buena motivación para seguir avanzando y modificándolos a medida que se cumplen.

Al momento de delinearlos, es importante ser lo más específico y concreto posible y revisar si son realistas.

O sea, no pretenda salir a correr una semana después de haber iniciado un plan de caminata.

Una vez que determine cuál es su objetivo, vea si es razonable o si es necesario modificarlo. Si usted se fija metas muy altas con algo que hasta ahora no venía haciendo, lo más seguro es que se detenga antes de comenzar, por eso es importante empezar de a poco, ponerse metas a corto plazo y registrarlas para que usted no se autoengañe con lo que ha hecho o ha dejado de hacer:

Registro de movimiento

FECHA	TIPO DE ACTIVIDAD	CANTIDAD	TOTAL	COMENTARIOS
1/10	Caminata. Subí 6 pisos por escalera. Hice estiramiento. Caminé 5 cuadras hasta el auto.	15 minutos 3 minutos 5 minutos 7 minutos	30 minutos	No me agité al hacer la caminata.
2/10	_____	_____	_____	_____

Al poner las metas por escrito, usted podrá tener un seguimiento realista de su actividad física, y además tomar conciencia, paso clave para cambiar de hábitos o incorporar otros nuevos.

Ejercicios que usted puede realizar

Trabajo localizado en muslos y cara interna de los mismos
Dé un paso de costado hacia la derecha y junte los pies. Luego hacia la izquierda.
Acompañe con un suave movimiento de brazos y con ritmo. Repetir 8 veces para cada lado.

Movimiento mientras está sentada
Eleve un brazo y extienda la pierna de ese mismo lado. Después, haga lo mismo con la otra pierna y el otro brazo. Repetir entre 3 y 6 veces con cada pierna. Luego, cuando extienda la pierna, elevar los 2 brazos y repetir 4 veces con cada lado. Apoyar ambas manos en los apoyabrazos de la silla y levantar una pierna, bajar y subir la otra. Levantar apenas las piernas con ayuda de la fuerza

Es probable que cambie y pruebe diferentes alternativas hasta encontrar la que se adecua a sus gustos y posibilidades.

de los brazos, abrir y cerrar 2 veces y bajar las piernas. Repetir entre 3 y 6 veces.

Trabajo localizado en la parte posterior de los brazos

Sentada, con la espalda bien apoyada contra el respaldo y con los codos apuntando hacia atrás de la nuca. Estire los codos sin trabar la articulación. Es más fácil trabajar un brazo por vez apoyando el otro sobre el muslo. Si cree que puede agregar resistencia, utilice una botellita de agua mineral de cada lado. Repita entre 3 y 8 veces.

Abdominales

Sentada, con la espalda bien apoyada contra el respaldo, coloque las manos sobre sus hombros. Suba una rodilla tratando de alcanzarla con el codo contrario. Luego, encorve la espalda como haciéndose una pelotita. Repita con la misma pierna o alternando entre 3 y 6 veces. Suelte el aire cuando baje e inspire cuando suba.

Ejercicio localizado para glúteos

Apoye ambas manos en los apoyabrazos de la silla. Levante la cola de la silla contrayendo los músculos, torciendo la pelvis suavemente hacia delante. Realice el ejercicio con la ayuda de la fuerza de los brazos y con las piernas bien apoyadas.

No olvide que es la frecuencia, y no la intensidad, con que se practica la actividad una de las cosas que más influyen sobre el adelgazamiento. Por lo tanto, no deje de hacer alguna actividad durante el día, de esta manera podrá perder peso y mantenerse en el tiempo.

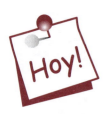

Algunos beneficios de la actividad física

SOLO POR HOY
Haré ejercicio durante breves momentos en lugar de pretender hacer todo junto.

Mental

Actúa contra la depresión, el estrés y la ansiedad, permite que usted se relaje y eleva la autoestima y la confianza. Mejora la vida emocional e intelectual y el estado de ánimo.

El corazón
Disminuye enfermedades cardíacas y la hipertensión.

La respiración
Aumenta la capacidad respiratoria.

Los huesos
Disminuye el riesgo de osteoporosis (debilitamiento de los huesos que favorece la fractura con facilidad) y de artrosis (desgaste del tejido que protege las articulaciones).

El peso
Activa el metabolismo y ayuda a adelgazar, a controlar el peso general y la grasa abdominal en particular.

La sangre
Aumenta el colesterol bueno, disminuye el malo y los triglicéridos, y ayuda a controlar la glucemia (azúcar en sangre).

Hago ejercicios una vez por semana y estoy pensando en agregar otro día.

La movilidad
Aumenta la fuerza y el tono muscular, el equilibrio, la resistencia a la fatiga y facilita la realización de otras actividades.

La vida social y sexual
Es una forma sencilla de compartir una actividad con amigos o familia y una oportunidad para forjar nuevas relaciones. Aumenta la productividad laboral y la actividad sexual.

El sueño
Usted podrá dormir más y mejor por la noche.

> La caminata es ideal para mantenerse en movimiento, no importa la edad que usted tenga.

Qué hacer antes de comenzar con una actividad física

Hágase un chequeo
Aunque la caminata es un ejercicio que puede hacerse a cualquier edad, lo más conveniente es realizarse un chequeo médico antes de iniciar la actividad, en especial si padece hipertensión, problemas cardiovasculares, tiene mucho sobrepeso o hace años lleva una vida sedentaria.

No olvide entrar en calor
Párese con los pies juntos. Doble la pierna derecha hacia atrás de manera que el tobillo toque la cola sosteniéndolo con su mano derecha. Sostenga la posición contando hasta 20 y hágalo con la otra pierna.

Párese con el pie derecho levemente atrás del pie izquierdo. Coloque las manos sobre el muslo derecho y doble la pierna derecha hasta que sienta la tensión en su pierna izquierda (mantenga la pierna izquierda estirada sin doblar la rodilla). Cuente hasta 20 y cambie de pierna.

En el capítulo siguiente usted podrá evaluar los resultados para saber si está realizando bien su tratamiento y analizaremos algunas de las dificultades que se pueden presentar para seguir con el tratamiento.

CLAVES PARA PRACTICAR SIN RIESGOS

Caliente sus músculos y articulaciones, y estírese antes y después de su rutina de ejercicios.
Si siente dolor, pare.
Tome líquido antes, durante y después de la actividad.
Si realiza ejercicios al aire libre, use ropa liviana en verano y, en épocas frías, vístase con varias capas de ropa ligera para que a medida que entra en calor pueda sacarse alguna prenda.

9. Evaluación de los resultados

- La balanza
- La curva de peso
- Registro de comidas y movimiento
- Objetivos semanales
- Manejo de las dificultades
- Mantenimiento

Evaluación de los resultados

Evaluar los resultados es importante para saber si usted está realizando bien su tratamiento para bajar de peso y mantenerse. Veremos las cuatro herramientas más importantes y analizaremos algunas de las dificultades que se nos pueden presentar para seguir con el tratamiento

La balanza

¿Por qué me peso? Porque es la única manera de ver qué ocurre con mi adelgazamiento.
¿Cuándo me peso? Algunas personas se pesan periódicamente en el marco de su tratamiento. Si se pesa de manera privada, debe hacerlo preferentemente por la mañana, o de lo contrario, siempre a la misma hora.
¿Dónde me peso? Siempre en la misma balanza.
¿Cómo debo pesarme? Con la misma ropa (o desnuda si tiene una balanza en casa).
¿Cada cuánto debo pesarme? Una vez por semana o una vez por día. La decisión es muy personal y depende de lo que sea más efectivo para mantener el control.
¿Y si estoy de viaje? Lo mejor es utilizar una balanza que le dé ticket.

La curva de peso

Es muy pero muy importante que usted le preste atención a la curva de peso ya que es fundamental para llevar el control de su descenso de peso y es la única forma de ver la tendencia, más allá de las variaciones semanales o diarias que le muestra la balanza. Además sirve para evitar los cálculos mentales que tantas veces resultan engañosos. Si usted ha engordado no es una excusa para dejar de realizar la curva de peso.

Aumentar 200 gramos no parece mucho, pero 200 gramos semanales significan 2 kilos en 10 semanas y más de 10 kilos en el año.

Gráfico 1
Cómo utilizar la curva de peso

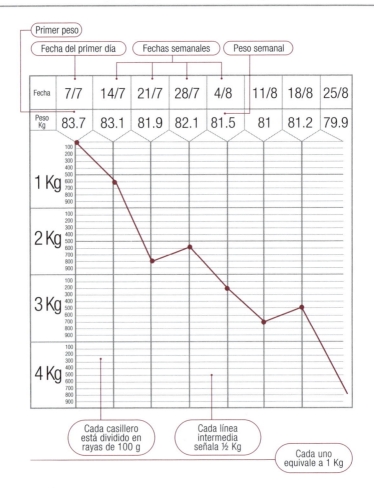

Para aprender a registrarlo en el gráfico 1 y armar su curva con las sucesivas anotaciones, observe el ejemplo que acompaña a la ilustración.

Mónica comienza el tratamiento el 10 de noviembre y pesa, en ese momento, 83.700 kilos. Colocar la fecha y el peso correspondientes a su inicio del programa será la base para seguir registrando las variaciones de su peso. Cada semana, ella registra una nueva fecha y un nuevo peso. A la semana siguiente Mónica bajó a 83.100 kilos, por lo que la diferencia con su peso inicial es de 600 gramos. Entonces, registra su nuevo peso bajando 6 líneas (cada una equivale a 100 g), realiza el punto en el lugar y luego traza la línea que une ambos pesos.

Mi curva de peso

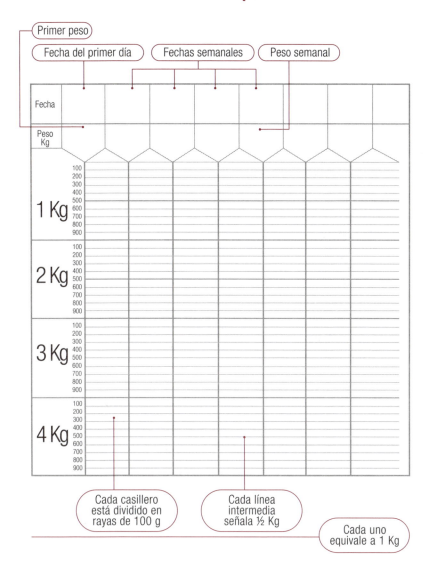

Registro de comidas y movimiento

Registro diario de comidas

Como todas las personas registramos en la memoria mucha menor cantidad de comidas que la que en realidad consumimos, es necesario llevar un registro diario de comidas, donde usted anotará "absolutamente todo" lo que consuma, incluso los alimentos que considera no engordantes o *light*.
Es importante llenar el registro enseguida de cada comida y anotar:

- Horario de la comida.
- La cantidad y el tamaño de los alimentos que consumió (por ejemplo, 2 milanesas al horno medianas).
- Los agregados y el tamaño del plato (por ejemplo, 1 plato playo de tallarines con salsa fileto y 1 cucharada grande de queso rallado. Ponga todo, incluso qué tipo de endulzante o aderezo utilizó).
- Cuántos créditos /calorías cree que tuvo su ingesta (consulte el cap. 10. p. 161 y sigs.).
- La sensación de apetito que tuvo en ese momento para identificar cuándo siente más hambre y así modificar la comida previa, por ejemplo, aumentando la cantidad, y controlándose mejor. Para registrar una puntuación puede guiarse con una escala del 1 al 5 que indique si está:

    1 = Para nada hambriento
    2 = Un poco hambriento
    3 = Medianamente hambriento
    4 = Hambriento
    5 = Muy hambriento

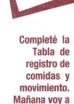

Completé la Tabla de registro de comidas y movimiento. Mañana voy a tratar de hacer lo mismo.

Algo que también puede hacer es anotar el grado de hambre que siente porque la ayudará a identificar en qué momento del día tiene más apetito. De esta manera, podrá modificar la comida previa, por ejemplo, aumentando la cantidad, y controlándose mejor.

Tabla de registro de comidas

	HORA	CANTIDAD	ALIMENTO	CRÉDITOS	APETITO (1 A 5)
DESAYUNO					
MEDIA MAÑANA					
ALMUERZO					
MERIENDA					
MEDIA TARDE					
CENA					
POST CENA					
	OBJ. P/ MAÑANA				

Mi Registro de movimiento. Semana Nº_____

ACTIVIDADES	MI MOVIMIENTO/HORA	LU	MA	MI	JU	VI	SA	DO
Movimiento en el tiempo libre (ej., juegos, paseos, bicicleta, bailar, etc.).								
Tareas en el hogar (ej., planchar, lavar, barrer, etc.).								
En el trabajo (ej., subir escaleras, visitar otra oficina, etc.).								
Actividad física programada (ej., caminatas, gimnasia, bicicleta fija o movil, gimnasia sentada, tai chi, chi kun, meditación, yoga, gimnasia en el agua, etc.).								
Actividades deportivas (ej., ping pong, tenis, natación, fútbol, voley, artes marciales, etc.).								
Otras actividades.								
	Total de minutos diarios							
	Total de minutos semanal							

Registro diario de movimiento

Es importante combinar el registro de comidas con el de movimiento que hace por día. En ese registro anotará:

- Horario del movimiento realizado.
- Duración del movimiento.
- Tipo de movimiento (por ejemplo, a las 10 de la mañana hice 15 minutos de caminata).

Objetivos semanales

Para pautar los objetivos es necesario planear los cambios de una manera realista.
Para que la meta que usted se ha propuesto cumplir sea posible, es muy útil que su objetivo:

- estén acordados,
- sean medibles y observables,
- sean específicos,
- estén por escrito,
- sean realizables y lógicos.

Le mostraremos un ejemplo.

	ARMADO INCORRECTO DEL OBJETIVO	ARMADO CORRECTO DEL OBJETIVO
ALIMENTACIÓN	Hacer las 6 comidas.	Incluir las colaciones. Para ello me propongo: Desayuno: 8.00 hs. Media mañana: 10.00 hs. Almuerzo: 13.00 hs. Merienda: 16.00 hs. Media tarde: 18.00 hs. Cena: 21.00 hs. Post-cena: una colación a las 23.00 hs.
MOVIMIENTO	Salir a caminar.	Caminar lunes, miércoles y viernes de 9.00 a 9.30 alrededor de la plaza de mi barrio.

Manejo de las dificultades

Las situaciones de riesgo forman parte de la vida. Tratándose de su plan para adelgazar, es conveniente que usted tenga en cuenta algunos elementos para que su proyecto llegue a buen puerto. Para evitar que usted se desanime y termine por dejar el tratamiento, considere:

- Hacer un plan integral que incluya un programa de alimentación y actividad física. Evite un plan unilateral, ayunos, dietas restrictivas o concentrarse sólo en el gimnasio.
- Tenga expectativas adecuadas en relación con su descenso de peso. No intente bajar más de lo que puede.
- Baje de peso progresivamente, de a poco y sin desesperarse, y evite intentar batir récords.
- Esté motivada y no pierda de vista los beneficios de adelgazar.
- Realice los cambios necesarios que la ayuden a mantener el peso que ha logrado, como no dejar de hacer ejercicio y disfrutar de la comida sin incurrir en excesos.

Acerca del mantenimiento

Mientras baja de peso es posible que usted se pregunte cómo hará para mantenerse. Lo más conveniente es plantear ambos procesos teniendo en cuenta el "solo por hoy".

Un día a la vez, todos los días es la actitud más aconsejable ya que primero se baja de peso y luego se encara la etapa del mantenimiento.

La recuperación va de la mano de la decisión de cambiar el estilo de vida de una manera permanente. Una vez aceptado esto, el resto viene solo.

Muchísimas personas logran bajar de peso todos los días. Usted será una de ellas. Este libro la ayudará a encontrar el camino para adelgazar y no volver a engordar.

Es así de simple. En lugar de comer demás y de manera desordenada para luego empezar y dejar dietas *indefinidamente*, es bueno que usted utilice esas energías en cambiar su forma de comer y de vivir.

En el último capítulo usted podrá consultar una lista muy completa de créditos/calorías de alimentos, bebidas y preparaciones.

10

Tablas de créditos/calorías

- Tabla de alimentos y bebidas
- Tabla de preparaciones

Tabla de alimentos y bebidas

Alimentos		Calorías por porción	Créditos por porción
LÁCTEOS Y DERIVADOS			
Leche descremada en polvo	1 cda. sopera	75	0,75
Leche entera en polvo	1 cda. sopera	95	2,75
Leche descremada fluida	1 taza tamaño té	60	0,5
Leche parcialmente descremada fluida	1 taza tamaño té	90	1,75
Leche entera	1 taza tamaño te	120	3,25
Leche chocolatada común	1 unidad	140	3,5
Leche chocolatada *light*	1 unidad	100	1,5
Queso blanco descremado	1 cda. tamaño postre	10,5	0,25
Queso blanco entero	1 cda. tamaño postre	24,5	1
Queso cuartirolo	1 porción (casete)	137,5	4,5
Muzzarella	1 porción (casete)	150	4,5
Muzzarella magro sin sal	1 porción (casete)	122,5	3
Queso máquina	1 feta	34,5	1
Queso port salut	1 porción (casete)	152,5	4,75
Queso port salut *light*	1 porción (casete)	107,5	2
Queso provolone	1 porción (casete)	180	4,75
Queso rallado	1 cda. sopera	69,75	2
Queso ricota	1 cda. tamaño postre	18,5	0,5
Queso ricota descremada	1 cda. tamaño postre	11	0,25
Yogur descremado	1 pote	80	0,75
Yogur descremado con cereales o muesli	1 pote	140	3
Yogur descremado con frutas	1 pote	100	1,75
Yogur entero	1 pote	160	3,25
Yogur entero con cereales o muesli	1 pote	240	6,75
Yogur entero con frutas	1 pote	180	5
CARNES Y HUEVO			
Bola de lomo	1 unidad mediana	210	4,5
Cuadrada	1 unidad mediana	180	3,75
Cerdo, lomo	1 rodaja	150	2,25
Cerdo, pechito	1 trozo	350	10,25

Chorizo	1 unidad	345	11,75
Chorizo colorado	1 unidad	380	12,25
Chorizo *light*	1 unidad	125	3
Clara	1 unidad	17,5	0,25
Yema	1 unidad	60	1,75
Cuadril magro	1 rodaja gruesa	210	4,75
Chinchulines	1 rulito	67,5	1,75
Matambre o falda	1 rodaja ancha	352,5	11
Hamburguesa	1 unidad	180	6
Hamburguesa *light*	1 unidad	131,2	3,75
Carne picada común	1 taza tamaño té en crudo	375	10,75
Carne picada especial	1 taza tamaño té en crudo	255	6,5
Hígado, bife de	1 bife chico	160	2,75
Huevo	1 unidad	80	2,25
Huevos Omega 3	1 unidad	72,5	2
Jamón cocido	1 feta	30	0,75
Jamón crudo	1 feta	70,5	2,5
Mortadela	1 feta	45,75	1,5
Pastrón	1 feta	21,75	0,5
Paleta	1 feta	25,75	0,5
Tapa de nalga (vaca)	1 rodaja	235,5	5,75
Molleja	1 unidad chica	113,5	3,75
Morcilla	1 unidad	264	8,25
Peceto	1 rodaja fina	46,5	0,75
Pechuga sin piel sin hueso	1 unidad mediana	225	3,25
Pollo con piel sin hueso	¼ de pollo	396	11
Pollo sin piel sin hueso	¼ de pollo	194,4	3,5
Alita de pollo con piel	1 unidad	138,6	3,75
Riñón	1 unidad chica	59,5	1,5
Corazón	1 plato tamaño postre	154,5	3
Seso	1 unidad chica	61	2
Salame	1 feta	94	3,25
Salchicha parrillera	1 unidad	249,6	8,5
Salchicha	1 unidad	106,8	3,5
Salchicha *light*	1 unidad	46,9	1,25

Tira de asado	1 tira de 3 huesos	594	19,5
Vacío	1 rodaja gruesa	255	6,5
Ojo de bife	1 rodaja gruesa	187,5	4
Bife magro (lomo)	1 churrasco chico	166,5	3,25
Bife angosto	1 churrasco chico	361,5	10,25
Bife ancho	1 churrasco chico	465,75	14
Panceta ahumada	1 feta	112,5	4,5
PESCADOS Y FRUTOS DE MAR			
Abadejo	1 filete grande	108	1,5
Anchoa	1 filete grande	145,5	1,75
Anchoa en aceite	1 lata chica	352,5	9
Arenque	1 filete grande	255	3,75
Atún	1 filete grande	219	2,5
Atún al natural	1 lata chica	138	1,5
Atún en aceite	1 lata chica	244,8	6
Bacalao	1 filete grande	109,5	1
Besugo	1 filete grande	156	2,25
Brótola	1 filete grande	112,5	1,25
Caballa	1 filete grande	241,5	2,25
Caballa al natural	1 lata chica	217,2	3,25
Caballa en aceite	1 lata chica	307,2	5,5
Camarones	1 taza tamaño té	144	2,25
Cangrejo	1 taza tamaño té	124,5	1,5
Corvina	1 filete grande	141	2
Dorado	1 filete grande	126	2
Jurel al natural	1 lata grande	336	1,5
Lenguado	1 filete grande	111	1,5
Langosta	1 unidad	157,5	2
Langostino	1 unidad	65,25	0,75
Mariscos	1 taza tamaño té	129	1,25
Mejillones	1 taza tamaño té	142,5	1,25
Merluza	1 filete grande	127,5	1,5
Salmón	1 filete grande	295,5	4,25
Salmón al natural	1 lata chica	232,4	2,5
Sardinas en aceite	1 lata chica	255,6	5

Sardinas con limón	1 lata chica	114,54	1
Surubí	1 filete grande	165	3
Trucha	1 filete grande	148,5	1
Bastoncitos de surimi	1 unidad	20	0,25
Pez espada	1 filete	168	3,25

HORTALIZAS Y LEGUMBRES FRESCAS

Acelga	1 taza grande en cocido	56	0
Achicoria	1 plato tamaño postre	11,5	0
Ají	1 unidad chica	20,5	0
Ajo	1 diente	7	0
Alcaucil	1 unidad	34	0
Apio	1 penca	8,4	0
Arvejas	1 taza tamaño té	76	1,75
Batata	1 unidad chica	120	3
Berenjena	1 unidad chica	54	0
Berro	1 plato tamaño postre	12	0
Brócoli	1 plato tamaño postre	20	0
Brotes de soja	1 plato tamaño postre	29,5	0
Calabaza	1 taza tamaño té en cocido	45	1
Cebolla	1 unidad chica	18,5	0
Echalote	1 plato tamaño postre	38,5	0
Chauchas	1 taza tamaño té en cocido	61,5	1
Choclo	1 unidad chica	99,6	2,5
Coliflor	1 taza tamaño té en cocido	32	0
Endivia	1 plato tamaño postre	11,5	0
Escarola	1 plato tamaño postre	11,5	0
Espárrago	1 unidad	3	0
Espinaca	1 taza grande en cocido	62	0
Hinojo	1 unidad chica	18	0
Hongos	1 plato tamaño postre	18,5	0
Lechuga	1 plato tamaño postre	8	0
Palmito	1 unidad	15	0
Mandioca	1 unidad chica	133	3,75
Palta	1 unidad chica	169	5,25
Papa	1 unidad chica	98,4	2,75

Pepino	1 unidad	30	0
Perejil	1 cucharada sopera	7,05	0
Puerro	1 unidad	26,5	0
Rabanito	1 unidad	2,8	0
Radicheta	1 plato tamaño postre	8	0
Remolacha	1 unidad chica	28,8	0,5
Repollito de Bruselas	1 taza grande en cocido	44	0
Repollo	1 plato tamaño postre	16,5	0
Rúcula	1 plato tamaño postre	8	0
Tomate	1 unidad chica	21	0
Tomate perita	1 unida chica	12	0
Zanahoria	1 unidad chica	38	0,75
Zapallito o zuchini	1 unidad chica	18	0
Zapallito redondo	1 taza tamaño té en cocido	16,5	0
ENCURTIDOS			
Aceituna negra	1 unidad	15,15	0,5
Aceituna verde	1 unidad	5,885	0,25
LEGUMBRES SECAS			
Arvejas secas	1 taza tamaño té en cocido	114,18	2,25
Garbanzos	1 taza tamaño té en cocido	119,13	2,5
Hamburguesa de soja	1 unidad	121,6	2,5
Lentejas	1 taza tamaño té en cocido	114,51	2,25
Milanesa de soja	1 unidad	187,85	4,25
Porotos	1 taza tamaño té en cocido	106,26	2
Soja, poroto	1 taza tamaño té en cocido	137,28	2,25
Soja frita y salada	¼ de taza	112,5	3,25
Salchicha de soja	1 unidad	27,54	0,5
Habas	1 taza tamaño té en cocido	114,84	2,25
FRUTAS FRESCAS			
Ananá	1 rodaja	51	1
Banana	1 unidad chica	121,2	2,5
Cereza	1 taza tamaño té	71	1,25
Ciruela	1 unidad	27	0,5
Damasco	1 unidad	13,25	0,25
Durazno	1 unidad	50	1

Frambuesa	1 taza tamaño té	52	1
Frutilla	1 taza tamaño té	39	0,75
Guinda	1 taza tamaño té	35	0,5
Higo	1 unidad	31,5	0,5
Kiwi	1 unidad	31,2	0,5
Limón	1 unidad	35	0,5
Mandarina	1 unidad chica	25	0,5
Mango	1 unidad	70	1,5
Manzana	1 unidad chica	59	1
Melón	1 tajada o lonja de 2 dedos de ancho	29	0,5
Naranja	1 unidad chica	47	0,75
Pelón	1 unidad chica	71	1,5
Pera	1 unidad chica	62	1,25
Pomelo	1 unidad	61,5	1
Del Bosque (arándano, grosella y mora)	1 taza tamaño té	75	1,5
Sandía	1 tajada o lonja de 2 dedos de ancho	31	0,75
Uva	1 taza tamaño de té	112,5	2,25
FRUTAS SECAS			
Almendra	1 cda. sopera o 10 unidades	57,2	1,5
Avellana	1 cda. sopera o 10 unidades	60,5	1,75
Castaña de Cajú	1 cda. sopera o 12 unidades	55,8	1,5
Maní	1 cda. sopera o 15 unidades	59,8	1,75
Nuez	1 cda. sopera o 5 mariposas	66,3	1,5
Pistacchio	1 cda. sopera o 15 unidades	57,3	1,5
Piñón	1 cda. sopera o 60 unidades	134,6	2,25
FRUTAS DESHIDRATADAS			
Ciruela	1 orejón	28,3	0,75
Damasco	1 unidad	29	0,75
Durazno	1 orejón	29,2	0,75
Higo	1 orejón	28,1	0,75
Manzana	1 orejón	29,6	0,75
Pasa de uva	1 cda. sopera o 20 unidades	31,3	0,75

FRUTAS ENVASADAS *LIGHT* (PROMEDIO)

Ananá en rodajas	1 unidad	18,5	0,5
Damascos en almíbar	1 mitad	6	0,25
Durazno en almíbar	1 mitad	12	0,25
Peras en almíbar	1 mitad	12	0,25
Cóctel	1 compotera chica	39	1
Ensalada de frutas sin azúcar	1 compotera chica	46,5	1,25

FRUTAS COMUNES ENVASADAS

Ananá	1 unidad	39,5	1
Pera	1 mitad	38,5	1
Durazno	1 mitad	37,5	1
Frutas envasadas comunes (promedio)	1 mitad	41,5	1

SEMILLAS

Girasol	1 cucharada sopera	29,5	1
Lino	1 cucharada sopera	21,05	0,25
Sésamo	1 cucharada sopera	29,3	0,75
Chía	1 cucharada sopera	26,4	0,5

CEREALES

Arroz blanco	1 plato tamaño postre	113,19	4
Arroz integral	1 plato tamaño postre	109,56	2,75
Polenta instantánea	1 plato tamaño postre	112,86	4
Harina de avena	1 cda. sopera	37,7	1
Salvado de avena	1 cda. sopera	34,2	0,75
Avena arrollada	1 cda. sopera	38,5	1
Harina de trigo	1 cda. sopera	32,7	1
Harina de trigo integral	1 cda. sopera	32,4	0,75
Muesli	1 taza tamaño té	110,4	2,75
Salvado de trigo	1 cda. sopera	34,6	0,75
Almidón de maíz (fécula)	1 cda. sopera	34,5	0,75
Germen de trigo	1 cda. tamaño té	14,76	0,25
Copos de avena	1 taza tamaño té	115,2	3,5
Copos de maíz	1 taza tamaño té	113,4	3,75
All bran	1 taza tamaño té	75	1,75
Malta	1 cda. tamaño postre	4,9	0,25
Levadura	1 cda. sopera	34,4	0,75

	PASTAS		
Fideos	1 plato tamaño postre	126,72	3,75
Ñoquis de papa y de ricota	1 plato tamaño postre	81,84	
Fideos dietéticos promedio	1 plato tamaño postre	108,9	2,5
Pastas al huevo	1 plato tamaño postre	822	3,75
Pastas al huevo	1 plato playo	287,7	8,75
Ravioles de ricota y espinaca	1 plato tamaño postre	159	4,75
Ravioles de ricota y espinaca	1 plato playo abundante	477	14,25
Ravioles de ricota y espinaca con manteca y queso	1 plato playo abundante	629,35	20,75
Ñoquis de papa	1 plato	144	5
Masa de tarta *light*	p/ 1 porción c/1 tapa	90	3
Masa de tarta	p/ 1 porción c/1 tapa	108,9	4
Masa de empanada *light*	1 unidad	90	3
Masa de empanada	1 unidad	108,9	4
	PAN		
Pan árabe	1 unidad chica	146,5	4,5
Pan *baguette*	1 rodaja	65,5	2,25
Pan de centeno	1 rodaja	63	1,75
Pan lactal blanco	1 rodaja	74,5	2,25
Pan lactal blanco *light*	1 rodaja	57,5	1,75
Pan lactal integral	1 rodaja	64,5	1,75
Pan de salvado *light*	1 rodaja	52,5	1,25
Pan francés	1 rodaja	67,25	2,25
Miñón de pan integral	1 miñón	102,8	2,5
Pan rallado	1 cda. sopera	42,8	1,5
Rebozador integral	1 cda. sopera	85,6	1,25
	FACTURAS, MASAS Y REPOSTERÍA		
Budín saborizado sin frutas	1 rodaja de 1 dedo de grosor	118,8	3,5
Buñuelos	1 unidad	212,5	8
Facturas con dulce de membrillo	1 unidad	158	5,25
Facturas con crema pastelera	1 unidad	154,5	5,25
Facturas con dulce de leche	1 unidad	190,5	6,5
Medialunas	1 unidad chica	126,7	4,75

Pan dulce	1 rodaja grande	234	12,75
Magdalenas de vainilla	1 unidad	120,6	4,5
Magdalenas de chocolate con relleno de dulce de leche	1 unidad	129,15	4,75
Magdalenas de limón con relleno de limón	1 unidad	126,7	4,75
GALLETITAS			
De agua	1 unidad	22,85	1
De agua sin sal	1 unidad	22,6	1
De agua *light* en grasas	1 unidad	20,6	0,75
De agua *light*	1 unidad	27,825	1
Saladas	1 paquete de 3 unidades	116	4,25
Saladas integrales	1 paquete de 3 unidades	115	4,25
Integral	1 unidad	20,75	0,5
Integral 50% menos grasa	1 unidad	18,55	0,5
Salvado *light*	1 unidad	26,25	0,75
Integral sin sal	1 unidad	21,2	0,5
Grisines	1 unidad	17,1	0,5
Grisines sin sal	1 unidad	17,15	0,5
Tostadas clásicas	1 unidad	24,96	0,75
Tostadas *light*	1 unidad	22,8	0,75
Tostadas gluten	1 unidad	23,34	0,75
Tostadas integrales	1 unidad	21,6	0,5
Bizcochos de grasa	1 unidad	24,85	1
Bizcochos de grasa *light*	1 unidad	22,05	0,75
Bizcochos de salvado	1 unidad	16,6125	0,5
Dulces simples 50% menos grasa	1 unidad	15,64	0,5
Dulces rellenas	1 unidad	46,5	1,75
Dulces tipo obleas	1 unidad	24,5	1
Vainillas	1 unidad	54,6	1,75
Galletas de arroz	1 unidad	31,12	1
AZÚCAR			
Blanca	1 cda. tamaño té	20	0,5
Impalpable	1 cda. tamaño té	20	0,5
Morena	1 cda. tamaño té	19,3	0,5

DULCES			
De batata	1 porción (casete)	131,5	3,5
De leche	1 cda. tamaño postre	30,6	0,75
De membrillo	1 porción (casete)	156	4
Jalea	1 cda. tamaño postre	26,3	0,75
Mermeladas	1 cda. tamaño postre	30,2	0,75
Miel	1 cda. tamaño postre	30,2	0,75
DULCES DIETÉTICOS			
De leche	1 cda. tamaño postre	25,4	0,5
Mermelada	1 cda. tamaño postre	13,3	0,25
GOLOSINAS			
Alfajor Ser	1 unidad	176,82	5,5
Alfajor de maicena	1 unidad	164	4,25
Alfajor de dulce de leche con baño azucarado	1 unidad	195,5	5,75
Alfajor dulce de leche con chocolate	1 unidad	206,5	6,25
Bananita bañada en chocolate chica	1 unidad chica	58,52	1,75
Bananita bañada en chocolate grande	1 unidad grande	125,4	3,75
Barrita de cereal c/ chocolate	1 unidad	95,26	2,75
Barrita de cereal c/ coco	1 unidad	108,1	3,25
Barrita de cereal c/ frutas	1 unidad	85,5	2,5
Barrita de cereal c/ leche	1 unidad	82,5	2,25
Barrita de cereal c/ yogur	1 unidad	98,56	2,75
Barras de cereal tradicional	1 unidad	98,67	2,75
Bombón de dulce de leche	1 unidad	61,2	1,75
Bombón relleno	1 unidad	97,8	3
Cacao común	1 cda. tamaño postre	37,5	1
Cacao amargo	1 cda. tamaño postre	25,2	0,75
Cacao reducido en calorías y valor glucídico	1 cda. tamaño postre	27	0,75
Caramelo masticable	1 unidad	19,7	0,5
Caramelo relleno con dulce de leche	1 unidad	31,5	1
Caramelo ácido	1 unidad	19,76	0,5
Caramelos de goma	1 paquete chico	64,08	1,75
Chicle	1 unidad	15,8	0,5
Chocolate amargo (negro)	1 unidad chica	167,1	6
Chocolate c/leche	1 unidad chica	133,5	4

Cubanito clásico (oblea dulce rellena con maní)	1 unidad	25,75	0,75
Cuadradito de dulce de leche	1 unidad	62	1,25
Conejo de pascua	1 unidad chica	109,6	3,5
Maíz inflado azucarado	1 paquete chico o 1 taza tamaño té	61	1,75
Pochoclo	1 paquete chico o 1 taza tamaño té	106,6	3,25
Garrapiñadas de maní o almendras	1 cda. sopera o 10 unidades	74,85	2
Habanitos cubiertos c/ chocolate	1 unidad	23,65	0,75
Huevitos de Pascua	1 unidad	42,32	1,25
Huevo de Pascua chico	1 unidad chica	169,28	5,25
Huevo de Pascua grande	1 unidad grande	581,9	18
Huevo de Pascua mediano	1 unidad mediana	317,4	10
Maní con chocolate	1 paquete chico	105,2	3
Lentejas de chocolate	1 paquete chico	97,2	3
Mantecol	1 unidad chica	127	3,75
Turrón de navidad, almendra	1 trozo mediano	118,75	3,5
Turrón de navidad, maní	1 trozo mediano	114	3,25
GOLOSINAS *LIGHT*			
Alfajor *light* Permiti2 A. Cormillot (reducido en calorías)	1 unidad	149,94	4,25
Barras de cereal *light*	1 unidad	63,71	2
Caramelos duros o pastillas *light*	1 unidad	5,8	0
Caramelos masticables *light*	1 unidad	12,24	0,25
Chicles *light*	1 unidad	4,65	0
Chocolates dietéticos promedio	1 barrita	100	3
Cubanito Permiti2 A. Cormillot	1 unidad	20,25	0,5
Bocadito de dulce de leche (Cormillot)	1 unidad	47,1	1,25
POSTRES NO DIETÉTICOS			
Arroz con leche casero	1 taza tamaño té	217,5	7,25
Flan casero	1 compotera chica	216,25	7
Postre de leche	1 pote chico	145	4,5
Postre chocolate con dulce de leche	1 pote chico	170,3	5,25
POLVO PARA POSTRES NO DIETÉTICOS (PRODUCTO TERMINADO)			
Flan	1 compotera chica	120	3,75

Gelatina	1 compotera chica	75,6	1,75
Mousse	1 compotera chica	228	9
Postre maizena	1 compotera chica	138	4,5
POLVO PARA POSTRES *LIGHT* (PRODUCTO TERMINADO)			
Flan *light*	1 compotera chica	88,8	2,25
Gelatina *light*	1 compotera chica	12	0
Postre *light*	1 compotera chica	100,8	3,5
Flanes dietéticos (todos los gustos) Cormillot	1 compotera chica	35	0,75
POSTRES *LIGHT*			
Flan *light*	1 unidad	118,8	3,25
Mousse *light*	1 pote o 1 compotera	100	3,25
Postre de leche *light*	1 pote	109,2	2,5
HELADOS COMUNES			
De agua	1 bocha o 1 palito	94	2,75
De crema	1 bocha	186	5,5
De frutas	1 bocha o 1 palito	108	2,75
HELADOS *LIGHT*			
Helado Cormillot	1 pote individual	100	3,25
Light Cormillot	1 pote individual	126,25	5,25
Helado *light* promedio	1 bocha	67	2,5
GRASA ANIMAL			
Crema de leche al 40%	1 cda. tamaño postre	35,7	1,75
Crema no láctea para café	1 cda. tamaño té	10,46	0,5
Manteca	1 cda. tamaño postre	75,8	3,75
GRASA ANIMAL *LIGHT*			
Crema de leche *light* 0%	1 cda. tamaño postre	4,1	0
Crema no láctea para café *light*	1 cda. tamaño té	5,5	0,25
Manteca *light*	1 cda. tamaño postre	31	1,5
GRASA VEGETAL			
Margarina	1 cda. tamaño postre	76,6	3,5
GRASA VEGETAL *LIGHT*			
Margarina *light*	1 cda. tamaño postre	51,5	2,75
ACEITES			
Canola	1 cda. tamaño postre	90	1,75
Girasol	1 cda. tamaño postre	90	2,25

Maíz	1 cda. tamaño postre	90	2,25
Maní	1 cda. tamaño postre	89,5	2
Mezcla	1 cda. tamaño postre	90	2,25
Oliva	1 cda. tamaño postre	90	2
Oliva extra virgen	1 cda. tamaño postre	90	2
Soja	1 cda. tamaño postre	90	2
Uva	1 cda. tamaño postre	90	2,25
Rocío vegetal (promedio)	1 segundo de rociado	3,402	0
ADEREZOS			
Aceto balsámico	1 cda. tamaño postre	6,6	0
Extracto de carne	1 cda. tamaño postre	24,1	0,5
Jugo de limón	1 cda. tamaño postre	2,5	0
Ketchup	1 cda. tamaño postre	14,8	0
Mayonesa	1 cda. tamaño postre	71	2,5
Mostaza	1 cda. tamaño postre	8	0
Salsa de soja	1 cda. tamaño postre	6,8	0
Salsa golf	1 cda. tamaño postre	62,3	2,25
Salsa barbacoa	1 cda. tamaño postre	7,45	0
Vinagre	1 cda. tamaño postre	0,3	0
SALSAS ENVASADAS COMUNES			
Salsa para pizza	1 cda. sopera	9,15	0,25
Salsa portuguesa	1 cda. sopera	8,55	0,25
Salsa filetto	1 cda. sopera	10,05	0,25
Salsa napolitana	1 cda. sopera	9,9	0,25
ADEREZOS *LIGHT*			
Para ensaladas	1 cda. tamaño postre	1,6	0
Mayonesa	1 cda. tamaño postre	30,4	1
Salsa golf	1 cda. tamaño postre	32,1	1
SALSAS ENVASADAS *LIGHT*			
Salsa pomarola	1 cda. sopera	4,2	0
Salsa para pizza	1 cda. sopera	4,65	0
Salsa filetto	1 cda. sopera	5,4	0
Salsa portuguesa	1 cda. sopera	5,25	0
Salsa en polvo filetto (Stop calory) Listo para consumo	1 cda. sopera	5,25	0

PRODUCTOS PARA COPETÍN

Chizitos, maicitos	1 taza tamaño té	112	3,5
Palitos salados	1 taza tamaño té	230,8	7,75
Papas fritas	1 taza tamaño té	135,5	4,5
Papas fritas sin sal	1 taza tamaño té	133,75	4,5
Nachos	1 taza tamaño té	103	3,25

BEBIDAS SIN ALCOHOL

Agua mineral	1 vaso	0	0
Agua tónica	1 vaso	85	2,5
Jugo en polvo	1 vaso	150	4,25
Jugo envasado de frutas (común)	1 vaso	117,5	3,5
Gaseosa cola	1 vaso	105	3
De soja sabor natural	1 vaso	100	1,75
De soja saborizada	1 vaso	107,5	2,5
Gaseosa naranja	1 vaso	130	3,75
Bebidas deportivas	1 vaso	42,5	1,25
Jugo de manzana envasado	1 vaso	110	2,75
Jugo de naranja envasado	1 vaso	190	4,25
Jugo de naranja exprimido	1 vaso	92,5	2
Gaseosa lima-limón	1 vaso	95	2,75
Bebida común a base de hierbas	1 vaso	185	5,25
Sopa instantánea	1 taza grande	88	2,25
Caldo común	1 taza grande	20	0,5
Bebidas energizantes	1 lata ó 1 botella de 250 c.c.	117,5	3,25
Leche chocolatada lista para beber	1 vaso	146	2,5

BEBIDAS *LIGHT* SIN ALCOHOL

Jugo envasado de frutas	1 vaso	52,5	1
Jugo en polvo	1 vaso	10	0
Jugo para diluir dietético	1 vaso	10	0
Gaseosa cola	1 vaso	2,5	0
Gaseosa naranja	1 vaso	10	0
Aguas saborizadas 0%	1 vaso	3,75	0
Agua saborizada bajo contenido en azúcar	1 vaso	26,25	0,5
De soja saborizada	1 vaso	47,5	0,5
Gaseosa lima-limón	1 vaso	5	0

Bebida a base de hierbas	1 vaso	5	0
Sopa *light* en cc	1 taza grande	30	0,75
Caldo *light*	1 taza grande	12	0,25
Stop Calory vainilla (polvo)	1 vaso (3 cdas. soperas)	105,6	1,5
Stop Calory chocolate (polvo)	1 vaso (3 cdas. soperas)	102,9	1,75
Stop Calory banana (polvo)	1 vaso (3 cdas. soperas)	105,6	1,5
Stop Calory vainilla con leche descremada	1 vaso	170,2	2
Stop Calory chocolate con leche descremada	1 vaso	166,98	2,5
Stop calory banana con leche descremada	1 vaso	170,2	2
Batido casero de banana con leche descremada y nuez	1 vaso	158,76	2,25
Batido casero de banana con leche descremada y nuez fortificado	1 vaso	259,88	4,5
Chocolatada *light* (leche parcialmente descremada + 1 cda. tamaño postre de cacao amargo + edulcorante)	1 taza tamaño té	114	2,75
Chocolatada *light* (leche descremada + 1 cda. postre cacao amargo + edulcorante)	1 taza tamaño té	88	1,25
Sopa crema (batido Cormillot)	1 tazón	237,85	4,5

BEBIDAS CON ALCOHOL (CADA 100 ML)

Cerveza

Fuerte (5% - 4 g de alcohol)	1 lata	161	3,75
Negra (4,5 % - 3,6 g de alcohol)	1 lata	182	4,25
Rubia (4% - 3,2 g de alcohol)	1 lata	140	3,25
Sin alcohol (0,5 % - 0,4 g de alcohol)	1 lata	70,4	1,5

Champagne

Demi sec 11% - 8,8 g de alcohol)	1 copa	107,4	2,5
Dulce 11% - 8,8 g de alcohol	1 copa	153	3,75
Extra brut 11% - 8,8 g de alcohol	1 copa	99	2,5
Sidra Promedio 5% - 4 g de alcohol	1 copa	72	1,75
Licores Promedio 30% - 24 g de alcohol	1 medida	124	3

Bebidas destiladas

Gin 43% -34,4 g de alcohol	1 medida	120,5	3
Cognac 45% de alcohol - 36 g de alcohol	1 medida	126	3
Promedio 40% de alcohol - 32 g de alcohol	1 medida	112	2,75

Vinos

Jerez dulce 18% - 14,4 g de alcohol	1 medida	73	1,75
Vermouth 15,7% - 12,56 g de alcohol	1 vaso	101	2,5
Blanco 12% - 9,6 g de alcohol	1 vaso o copa	118,5	2,75
Tinto 12% - 9,6 g de alcohol	1 vaso o copa	118,5	2,25

Cócteles

Gin & tonic 8,8 % - 7,04 g de alcohol	1 vaso largo	115,5	2,75
Daiquiri 28,3% - 22,64 g de alcohol	1 vaso largo	279	6,75
Whisky 40% - 32 g de alcohol	1 medida	112	2,75

Tabla de preparaciones

Alimento	Porción	Calorías por porción	Créditos por porción
Empanada de carne al horno	1 unidad	225	6
Empanada de carne frita	1 unidad	280	8
Empanada de jamón y queso al horno	1 unidad	240	5,5
Empanada de jamón y queso frita	1 unidad	280	7
Empanada de pollo al horno	1 unidad	200	5
Empanada de pollo frita	1 unidad	240	6,5
Empanada de verdura al horno	1 unidad	120	2
Empanada gallega (atún, cebolla, aji)	1 unidad	350	7,25
Ensalada rusa	1 plato tamaño postre	355	12
Milanesa de carne frita	1 unidad mediana	300	8
Milanesa de carne frita con puré de papas con aceite	1 porción mediana	480	12,5
Milanesa de carne al horno	1 porción mediana	210	4,75
Milanesa de carne al horno con puré de papas con aceite	1 porción mediana	330	7,75

Bibliografía

ALLEN, J. S.; BRUSS, J.; DAMASIO, H.: "The structure of the human brain: Precise studies of the size and shape of the brain have yielded fresh insights into neural development differences between the sexes and human evolution", *American Scientist*, 92 (3), 2004, pp. 246-254.

AMEN, D.: "Healing anxiety, depression and ADD: The latest information on subtyping these disorders to optimize diagnosis and treatment", *Continuing Education Seminar*, Seattle, 2003.

AMEN, D.: *Change Your Brain Change Your Life: The Breakthrough Program for Conquering Anxiety, Depression, Obsessiveness, Anger and Impulsiveness*, Nueva York, Three Rivers Press, 2000.

AMERICAN INSTITUTE FOR CANCER RESEARCH: "Food, Nutrition, Physical Activity and the Prevention of Cancer: A Global Perspective". Disponible *on line* en: <www.dietandcancerreport.org>.

BAER, R.; FISCHER, S.; HUSS, D.: "Mindfulness and acceptance in the treatment of disordered eating", *Journal of Rational-Emotive and Cognitive-Behavior Therapy*, 23 (4), 2005, pp. 281-300.

BECK, A.: *Cognitive Therapy and Emotional Disorders*, Nueva York, International University Press, 1976.

BEGLEY, S.: "God and the brain: How we're wired for spirituality", *Newsweek*, 2001.

BENNETT, E. *et al.*: "Chemical and anatomical plasticity of brain", *Science*, vol. 146, 1964, pp. 610-619.

BENNETT, W. I.: "Beyond overeating", *New England Journal of Medicine*, 332 (10), 1995, pp. 673-674.

BENSON-HENRY INSTITUTE FOR MIND BODY MEDICINE: "Mindful Exercise". Disponible *on line* en: <www.mbmi.org>.

BROWNELL, K. D.: "The cronicicling of obesity: growing awareness of its social economic and political contex", *Journal of health politics, policy and law*, vol. 30, no 5, 2005.

Carson, J. A.; Burke, F.; Hark, L.: "Cardiovascular nutrition: Disease, management and prevention", *American Dietetic Association*, 2008.

Childre, D.; Martin, H.: *The Heartmath Solution: The Institute of Heartmath's Revolutionary Program for Engaging the Power of the Heart's Intelligence*, Nueva York, Hasper Collins, 1999.

Chow, Y.; Tsang, H.: "Biopsychosocial effects of Qigong as a mindful exercise for people with anxiety disorders: A speculative review", *The Journal of Alternative and Complementary Medicine*, 13 (8), 2007, pp. 831-840.

Cohen, S.; Herbert, T.: Health psychology: "Psychological factors and physical disease from the perspective of human psychoneuroimmunology", *Annual Review of Psychology*, 47, 1996, pp. 113-142.

Diliberti, N. et al.: "Increased portion size leads to increased energy intake in a restaurant meal", *Obesity Research*, 12 (enero), 2004, pp. 562-568.

Dispenza, J.: *The Brain: "Where Science and Spirit Meet: A Scientific Lecture"* (video), Yelm, Ramtha School of Enlightment, 2000.

Dispenza, J.: *Desarrolle su cerebro. La ciencia para cambiar la mente*, Buenos Aires, Kier, 2008.

Ello-Martin, J. et al.: "Dietary energy density in the treatment of obesity: A year-long trial comparing 2 weight-loss diets". *American Journal of Clinical Nutrition*, 85 (enero), 2007, pp. 1465-1477.

Escott-Stump, S.: *Nutrición, diagnóstico y tratamiento*, México, Mc-Graw-Hill Interamericana, 2006.

Fulton, J. F.; Jacobsen, C. F.: "The functions of the frontal lobes. A comparative study in monkeys, chimpanzees and man", *Advances in Modern Biology*, 4, 1935, pp. 113-123.

Fuster, J.: *The Prefrontal Cortex: Anatomy Physiology and Neuropshycology of the Frontal Lobe*, Filadelfia, Lippincott-Raven, 1997.

Gable, J.: *Counselling Skills for Dietitians*, Londres, Blackwell Publishing, 1997.

Garrow, J. S.; James, W. P. T.; Ralph, A.: *Human Nutrition and Dietetics*, Churchill, Livingstone, 2000.

Glover, S. et al.: "Separate visual representations in the planning and control of action", *Behavioral and Brain Sciences*, 27 (1), 2004, pp. 3-78.

Goldber, E. et al.: "Cognivite bias, functional cortical geometry, and the frontal lobes; laterality, sex, and handedness", *Journal of Cognitive Neuroscience*, 6 (3), 1999.

Goldberg, D.: *The Executive Brain: Frontal Lobes and the Civilized Mind*, Nueva York, Oxford Press, 2001.

Grosselin, C.; Cote, G.: "Weight loss maintenance in women two to eleven years after participating in a commercial program: A survey", *BMC Women's Health*, 1 (2), 2001.

Gyurcsik, N.; Brawley, L.: "Mindful deliberation about exercise: Influence of acute positive and negative thinking", *Journal of Applied Social Psychology*, 30 (12), 2006, pp. 2513-2533.

Hebb, D. O.: *The Organization of Behavior: A Neuropsychological Theory*, Lawrence Erlbaum, 2002.
Hossain, P.; Kawar, B.; El Nahas, M.: "Obesity and diabetes in the developing world. A growing challenge", *New England Journal of Medicine*, 356 (3), 2007.
Jacobs, B.; Schiebel, A. B.: "A quantitative dentritic analysis of Wernicke's area in humans I. Lifespan changes", *Journal of Comparative Neurology*, 327 (1), 1993.
Krebs, C.; Huttmann, K.; Steinhauser, C.: "The forgotten brain emerges", *Scientific American*, 14 (5), 2005, pp. 40-13.
Ledikwe, J. H. *et al.*: "Reductions in dietary energy density are associated with weight loss in overweight and obese participants in the premier trial", *American Journal of Clinical Nutrition*, 85 (enero), 2007, pp. 1212-1221.
Ledoux, J.: *The Synaptic Self: How Our Brains Become Who We Are*, Penguin Books, 2002.
Mahan, K.; Escott-Stump, S.: *Nutrición y dietoterapia*, De Krause, McGraw Hill Interamericana, 2001.
Martinez-Gonzalez, M. A. *et al.*: "Adherence to Mediterranean diet and risk of developing diabetes: prospective cohort study", *BMJ*, 336 (7657), 2008, pp. 1348-1351.
Mataix Verdu, J.: *Nutrición y alimentación humana*, vol. 2, *Situaciones fisiológicas y patológicas*, Ergon, 2002.
Medina, J.: *The Genetic Inferno: Inside the Seven Deadly Sins*, Londres, Cambridge University Press, 2000.
Murison, R.: "Gastrointestinal effects", *Encyclopedia of Stress*, Academic Press, 2000.
Netz, Y.; Lidor, R.: "Mood alterations in mindful versus aerobic exercise Modes", *Journal of Psychology*, 137 (5), 2003, pp. 405-419.
Newberg, A.; D'Aquilli, E.; Rause, V.: *Why God Won't Go Away: Brain Science and the Biology of Belief*, Ballantine Books, 2001.
Ohman, A.: "Anxiety". *Encyclopedia of Stress*, Academic Press, 2000.
Payne Palacio, J.; Canter, D.: *The Profession of Dietetics: A Team Approach*, Lippincott, Williams & Wilkins, 2006.
Pert, C.: *Molecules of Emotion: Why You Feel The Way You Feel*, Nueva York, Scribner, 1997.
Peters, M. *et al.*: "Unsolved problems in comparing brain sizes in Homo Sapiens", *Brain and Cognition*, 37 (2), 1998, pp. 254-285.
Phelan, S. *et al.*: "Three-Year weight change in successful weight losers who lost weight in a low-carbohydrate diet", *Obesity*, 15 (10), 2007, pp. 2470-2477.
Raichle, M. E. *et al.*: "Practice-related changes in human brain functional anatomy during nonmotor learning", *Cerebral Cortex*, 4 (1), 1994, pp. 8-26.
Restak, R.: *The Brain: The Last Frontier*, Nueva York, Warner Books, 1979.
Richards, J.; Gross, J. J.: "Emotion regulation and memory: The cognitive costs of keeping one's cool", *Journal of Personality and Social Psychology*, 79 (3), 2000, pp. 410-424.

Robertson, I.: *Mind Sculpture: Unlocking your Brain's Untapped Potential*, Bantam, 2000.

Rolls, B.; Morris, E.; Roe, L.: "Portion size of food affects energy intake in normal-weight and overweight men and women", *American Journal of Clinical Nutrition*, 76 (febrero), 2002, pp. 1207-1213.

Rosenzweig, M. R.; Bennett, E. L.: "Psychobiology of plasticity: effects of training and experience on brain and behavior", *Behavioral Brain Research*, 78 (1), 1996.

Schwarz, J. M.; Begley, S.: *The Mind and the Brain: Neuroplasticity and Power of Mental Force*, Regan Books, 2002.

Shapiro, S. et al.: "Mechanisms of mindfulness", *Journal of Clinical Psychology*, 62 (3), 2006, pp. 373-386.

Shils, M.: *Nutrición en salud y enfermedad*, México, McGraw-Hill Interamericana, 2002.

Sierra-Johnson, J. et al.: "Eating meals irregularly: A novel environmental risk factor for the metabolic syndrome", *Obesity*, 16 (6), 2008, pp. 1302-1307.

Tiemeyer, M.: "Mindful, sensual eating: How to develop food and eating awareness". Disponible *on line* en: <www.eatingdisorders.about.com>.

Tsang, H.; Chan, E.; Cheung, W. M.: "Effects of mindful and nonmindful exercises on people with depression: A systematic review", *British Journal of Clinical Psychology*, 47 (3), 2008, pp. 303-322.

Tulving, E.: "Episodic and semantic memory", en Tulving, E; Donaldson, W., *Organization of Memory*, Nueva York, Academic Press, 1972, pp. 381-403.

Ullian, E. M. et al.: "Control of synapse number by glia", *Science*, 291 (5504), 2001.

Vangsness, S.: "Mastering the mindful meal. Brigham and Women's Hospital". Disponible *on line* en: <www.brighamandwomens.org>.

Wadden, T.: *Handbook of obesity treatment*, Nueva York, The Guilford Press, 2004.

Walker, E. H.: *The Physics of Consciousness: Quantum Minds and the Meaning of Life*, Cambridge, Perseus, 2000.

Wansink, B.: *Mindless Eating: Why We Eat More Than We Think*, Nueva York, Bantam, 2006.

Wansink, B.; Chandon, P.: "Can 'Low-Fat' nutrition labels lead to obesity?", *Journal of Marketing Research*, 43 (noviembre), 2006, pp. 605-617.

Wansink, B.; Chandon, P.: "How biased household inventory estimates distort shopping and storage decisions", *Journal of Marketing*, 70 (4), 2006, pp. 118-135.

Wansink, B.; Lee, Keong-Mi: "Cooking habits provide a key to 5 a day Success", *Journal of the American Dietetic Association*, 104 (11), 2004, pp.1648-1650.

Wansink, B.; Nikita, G.; Inman, J.: "The influence of incidental affect on consumers' food intake", *Journal of Marketing*, 71 (1), 2007, pp. 194-206.

Ziegler, E.; Filer, L. J.: "Conocimientos actuales sobre nutrición", *Rev. Esp. Salud Pública*, 72 (julio), 1998, pp. 379-380.